名院名医
孕产育儿
全程指导方案

40周
幸福怀孕

王山米 主编　北京大学人民医院妇产科主任医师
国家级"爱婴医院"评估员
北京市产前诊断技术专家委员会委员

CMS K 湖南科学技术出版社

图书在版编目（CIP）数据

40 周幸福怀孕 / 王山米主编. -- 长沙 ：湖南科学技术出版社，2019.1
（名院名医孕产育儿全程指导方案）
ISBN 978-7-5357-9915-9

Ⅰ．①4… Ⅱ．①王… Ⅲ．①妊娠期－妇幼保健--基本知识 Ⅳ．①R715.3

中国版本图书馆 CIP 数据核字(2018)第 192536 号

MINGYUANMINGYI YUNCHAN YUER QUANCHENG ZHIDAO FANGAN
40 ZHOU XINGFU HUAIYUN
名院名医孕产育儿全程指导方案
40 周幸福怀孕
主　　编：王山米
责任编辑：何　苗
出版发行：湖南科学技术出版社
社　　址：长沙市湘雅路 276 号
网　　址：http://www.hnstp.com
湖南科学技术出版社天猫旗舰店网址：
　　　　　http://hnkjcbs.tmall.com
邮购联系：本社直销科 0731-84375808
印　　刷：长沙德三印刷有限公司
　　　　　（印装质量问题请直接与本厂联系）
厂　　址：宁乡县城郊乡东沩社区东沩北路 192 号
邮　　编：410604
版　　次：2019 年 1 月第 1 版
印　　次：2019 年 1 月第 1 次印刷
开　　本：710mm×1000mm　1/16
印　　张：13
书　　号：ISBN 978-7-5357-9915-9
定　　价：49.80 元

　　女性是生命的缔造者。怀孕能给女性带来一种最幸福的体验，让女性在此期间拥有最骄傲、最美丽的"D"字形曲线。当精子和卵子结合形成受精卵后，便慢慢开始生长、发育，直至形成完整的生命。在此过程中，除靠自身的细胞分裂、器官发育外，外在因素对其也有一定的影响。具体说来，怀孕的每一周、每一月的情形都是不同的，胎儿的变化和母体的改变，虽然差别细微，但是变化却是无处不在的。

　　在这充满欣喜而又关键的40周中，相伴孕妈妈的不仅有将为人母的期待和骄傲，更为重要的是需要学习孕期知识，从而规避会产生不良影响的生活方式，轻松、快乐、安全、顺利地走过孕育宝宝的过程。而必要的知识储备更是会让孕妈妈受益匪浅，比如在孕期进行适当运动能让胎宝宝更健康，孕妈妈要带着愉悦的心情来锻炼身体；在怀孕的前3个月，孕妈妈不能照X光，否则会影响胎宝宝的健康；在怀孕的每个阶段，要选择不同的食物来满足孕妈妈和胎宝宝的身体需要……

　　那么在40周的孕期生活中，孕妈妈的身体会发生怎样的变化？胎宝宝又会按照怎样的轨迹成长呢？本书将对这些问题做出详细介绍，并针对这些变化提出全面而实用的孕期生活指导方案，提醒孕妈妈应该注意的生活细节，指导孕妈妈吃得科学、吃出健康。本书还提供了安全有效的孕期运动方案和切实可行的胎教方案，帮助孕妈妈平稳、愉快地度过40周的孕期。

　　最后，祝愿每一位孕妈妈都有健康、聪明、可爱的宝宝！

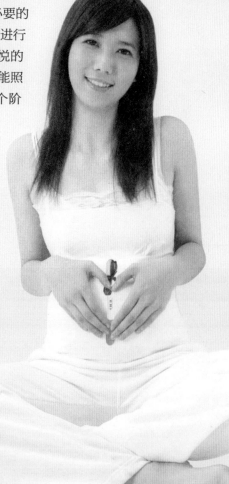

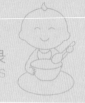
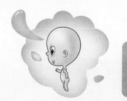

孕 **1** 月
1~4周

生命的种子在悄悄生长

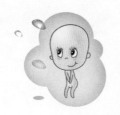

孕**2**月
5~8周

开始有心跳了

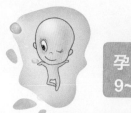

孕**3**月
9~12周

小小水中舞蹈家

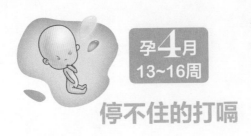

孕**4**月
13~16周

停不住的打嗝

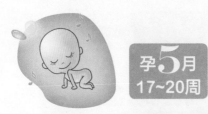

孕5月 17~20周

妈妈，你感觉到我动了吗

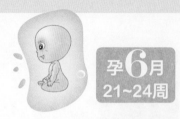

孕**6**月
21~24周

小小的窃听者

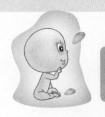

孕**7**月
25~28周

睁开眼睛看"世界"

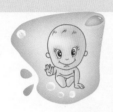

孕**8**月
29~32周

我的房子变小了

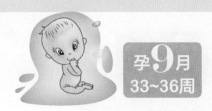

孕9月 33~36周

变得红润起来了

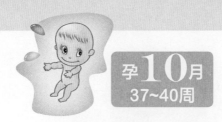

孕**10**月
37~40周

静待降生的小天使

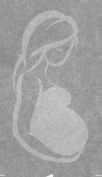

生命的种子
在悄悄生长

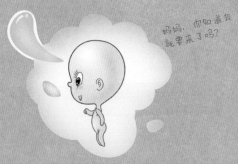

妈妈，你知道我
就要来了吗？

因为我的悄然出现，妈妈的身体内部正在进
行一场变革，但有意思的是，妈妈自己还没
有什么感觉呢！

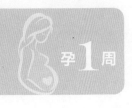

孕 **1** 周 准备好迎接天使

一般说的"十月怀胎"，是从末次月经的第一天开始算起的，所以排卵前两周实际上是为卵子的受精做准备的两周。在这两周，夫妻两个人身心要维持在最佳状态，这是能够孕育一个健康宝宝的基础。

做个孕前检查更安心

如果孕前检查一切正常，就可以开始放心孕育宝宝了。但是，如果患有某种疾病，或者体内携带了某些病原体，就要先接受相应的治疗后才能受孕。建议打算孕育宝宝的夫妻提前检查一下，以避免意外的发生。

备孕妈妈孕前常规检查

检查项目	检查内容	检查目的
身高、体重	测出具体数值，评判体重是否达标	如果体重超标，最好先减肥，控制体重
血压	血压的正常数值，高压140~90（mmHg）；低压90~60（mmHg）	发现异常，及早治疗，以安全度过孕期
血常规血型	白细胞、红细胞、血红蛋白、血小板、ABO血型、Rh血型等	是否患有贫血、感染等，孕前对症治疗
尿常规	尿糖、红细胞、白细胞、尿蛋白等	如有肾脏疾病，应治愈后再孕
生殖系统	检查滴虫感染、真菌感染等疾病，有无子宫肌瘤、卵巢囊肿等	若患有妇科疾病，应做好治疗和生育指导
肝肾功能	肝肾功能、乙肝病毒、血糖、血脂等	肝肾疾病患者怀孕后可能加重病情，甚至出现早产，应在孕前对症治疗
口腔检查	是否有龋齿、未发育完全的智齿及其他疾病	怀孕后口腔疾病会恶化，最好在孕前解决掉
甲状腺功能	促甲状腺激素、游离甲状腺素、甲状腺过氧化酶抗体、尿碘水平	怀孕后会促使甲状腺疾病加重，甚至影响后代神经和智力，应在孕前治愈后再孕

日常保健

早早戒除烟酒

　　吸烟、喝酒都是对宝宝的成长不利的，这些常识孕妈妈都非常清楚了吧！如果有控制不住的时候，就多想想宝宝吧！这样能做一个有毅力、有爱心的备孕妈妈。可以把这些内容给备育爸爸看看，齐心协力为宝宝着想。

　　本着对宝宝负责的态度，备孕妈妈一定不要吸烟。夫妻双方有吸烟者，均应在孕前半年戒烟，并且在孕期不要吸烟。备孕妈妈吸烟或被动吸烟会影响体内的血红素含量和宝宝的体重。会使末梢血管收缩，不能充分供应和交换氧气，引起宝宝缺氧，造成流产、早产或死胎等。

　　为了自身和宝宝的健康，备孕夫妻还需戒酒。备育男性喝酒后，精子受酒精影响而质量下降。这样的精子和卵子结合成受精卵而发育成的宝宝，其体力和智力水平都明显低于正常的婴儿。女性饮酒，容易造成宝宝生理缺陷，其主要表现是流产、早产、死胎等，幸存下来的宝宝则可能智力低下、发育不良或五官畸形等，严重的还伴有白内障、视网膜色素异常等。

　　因此，为了宝宝的健康，备孕的夫妻最少戒掉烟酒3个月，再开始怀孕吧！

小动物可以留在身边

有弓形虫抗体，就不必将宠物送走

　　提起弓形虫，备孕的朋友会很害怕，因为我们通常说的优生五项检查里有弓形虫IgM抗体这一项。以前大家普遍认为，既然它在优生检查项目中，且和猫、狗等有一定关系，那从备孕期开始就应把家里的宠物送人。如今，很多国内外妇产科权威专家都认为，如果你已经感染了弓形虫并产生抗体，孕期可以不用送走宠物。

狗狗一般不会影响怀孕

　　狗是弓形虫的中间宿主，它的粪便和排泄物都没有传染性。弓形虫主要存在于狗的血液、肌肉以及口腔内。除非你和狗狗进行了"舌吻"或吃了狗肉才会感染，正常接触是不会感染弓形虫的。现在养狗都会定期注射疫苗，并随时监测，传染弓形虫等病毒的可能性微乎其微，所以养狗一般不会影响怀孕。

 产科专家告诉你

猫的"铲屎官"让别人来当

　　现在，流浪猫比较多，多靠翻垃圾桶找食物，比较脏，孕妈妈要避免接触。但是，家养的猫经常洗澡，比较干净，常吃熟食，而且和外面的流浪猫没什么接触，所以问题不大。需要注意的是，猫屎中可能含有弓形虫，所以"铲屎官"还是让位给其他人吧。此外，家里养花草施的花肥里也可能含有动物粪便，备孕女性尽量不要碰触。

营养饮食

补锌要趁早

锌是人体内的酶系统不可缺少的元素之一。锌具有促进细胞分裂、生长和再生的作用，能够促使宝宝的身高、体重明显增加，并可以维持正常的食欲和味觉，增强宝宝的免疫力。

孕妈妈如果体内缺锌，可能对宝宝有致畸的作用。宝宝缺锌的话，味觉和嗅觉会失常，还会食欲缺乏、生长欠佳，严重的会有肝脾肿大、免疫力低下、生长缓慢或矮小畸形等。

孕早、中、晚期每天推荐量均为7.8毫克。食物中，牡蛎中锌的含量最为丰富，其次是牛肉、羊肉、鲜鱼、贝壳类等产品。此外，在面筋、烤麸、麦芽、黄豆、绿豆、蚕豆、花生、核桃、栗子等食物中也含有一定量的锌。

酸菜牡蛎汤

材料 小牡蛎200克，酸菜100克，姜丝、清汤、盐、胡椒粉各适量。

做法

1. 小牡蛎用盐抓拌，再用清水漂洗，去除硬壳，放入清水中浸泡后捞出沥水。
2. 酸菜洗净，切粗丝，放清水中浸泡片刻捞出，放入清汤中煮沸。
3. 另起锅，将小牡蛎放入凉水锅中加热，待沸滚时，关火，捞出牡蛎，再把牡蛎放入酸菜汤中煮沸，加盐、胡椒粉调味，撒上姜丝即可。

功效 牡蛎是含锌最为丰富的食物，孕妈妈应该多食。

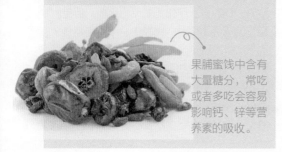

果脯蜜饯中含有大量糖分，常吃或者多吃会容易影响钙、锌等营养素的吸收。

清蒸武昌鱼

材料 净武昌鱼1条，熟火腿25克，水发香菇、冬笋片各50克，植物油、料酒、盐、胡椒粉、葱段、姜片各适量。

做法

1. 武昌鱼洗净，在鱼身两面剞上花刀，撒盐腌渍，装盘；香菇去蒂，洗净，切片；熟火腿切片，和冬笋片、香菇片间隔摆在鱼身周围，上面覆盖葱段、姜片，淋上料酒、植物油。
2. 将鱼连盘放入蒸笼蒸8分钟至熟，捡去葱姜，撒上盐、胡椒粉即可。

功效 武昌鱼中也含有一定量的锌，这道菜清淡适口，孕妈妈可以常食。

产科专家告诉你

孕早期补锌对妈妈和宝宝都很重要。如果日常的食物中不能摄取足够的锌，孕妈妈最好在医生的指导下服用锌补充剂。

完美胎教

向古人学胎教

胎教可不是现代才有的，不少古代的智者就注意到了提高孕妇道德、性情修养的重要性。我国古代的许多仁人志士对胎教都有较为详尽的记载，对胎教的重要意义和具体内容也有许多描述。孟子的母亲十分注重胎教，曾提道："吾怀妊是子，席不正不坐，割不正不食，胎之教也。"这与现代的不少胎教理论相契合。

古代十大胎教思想

1.调情志： 孕妇宜心情愉悦，静心宁欲，心胸开阔，遇事乐观。

2.慎寒温： 孕妇应避免风寒侵袭、忽冷忽热。

3.节饮食： 孕妇宜食用营养丰富而易于消化的饮食，切忌辛辣生冷食品。

4.慎起居、调劳逸： 孕妇宜起居有序、劳逸适度。

5.远房事： 孕期节制性生活，以免伤胎。

6.美环境、悦子身： 要多处于美好的环境当中，多接触美好的艺术作品。

7.戒酒浆： 古人指出酒能伤胎，宜戒为佳。

8.避毒药： 孕期应减少不必要的服药。

9.慎针灸： 慎针刺穴位及对穴位处进行艾灸，避免引起流产与早产。

10.安待产： 临产时应安详、镇静、莫慌恐，以减少难产发生的概率。

国外胎教大搜集

俄罗斯人的胎教

俄罗斯人历来是十分关注胎儿教育问题的，他们的孕妇常唱优美的俄罗斯民歌给胎儿听，参加欢快活泼的民间音乐会、舞会，去艺术博物馆看名画，在家读精美的小说、散文，这使得不少俄罗斯孩子具有较高的艺术素养，使这个民族在艺术上显得得天独厚。

英法等国的胎教研究

他们主要关注直接的胎教，即通过对胎儿进行音乐、光照、抚摸、语言对话等刺激，来促使胎儿身体和大脑功能得到更好的发育，从而提高孩子的智力水平、自身素质及综合能力。

美国的"子宫对话"

美国有几对夫妇怀孕时对胎儿进行了"子宫对话法"试验，他们坚持每天在一定时间用充满爱意的语调对胎儿说话，结果证明，受过这样教育的胎儿出生后智力明显高于普通孩子，对语言的理解力、语言的表达力、自身情绪平衡能力都比普通孩子强。

写给爸爸

胎教不是孕妈妈一个人的事，准爸爸也要参与。准爸爸可以在合适的月份采用跟胎宝宝对话、讲笑话、唱歌、讲故事等方式参与进来。有研究显示，胎宝宝对爸爸低频率的声音比对妈妈高频率的声音更为敏感。

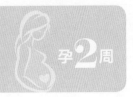

孕2周 精子和卵子的亲密结合

在这一周，备孕的夫妻要来了解最佳受孕时间、环境等。因为，在这一周末或这一周之后，宝宝很可能就跑到妈妈的肚子里去了。

怀孕的年龄、季节、月份和自然情况等都会影响小宝宝的健康，同时也对想做妈妈的女性是否能够顺利、安全地度过孕产期有一定作用。

怀孕前半个月，每月如期而至的月经不再出现，其他症状暂时还不明显。此时，子宫的大小与怀孕前基本等同，所以孕妈妈的身体看起来没有什么变化。

最佳年龄组合

对女性来说，在身体各方面机能最好的时期，即24~29岁时生育，是最为理想的，最晚不要超过35岁。男性在25岁以后已经成熟，而且生活经验丰富，能够懂得和接受胎教知识，特别关心爱护妻子。男性精子质量在25岁时达到高潮，一般持续5年时间。所以，25~30岁是男人的最佳生育年龄。

因此，男女生育的最佳年龄组合是男性比女性稍大些。爸爸年龄大些，智力相对成熟，下一代会更聪明；妈妈年纪小点，生命力旺盛，能创造宝宝生长的良好环境，对宝宝的成长发育有利。

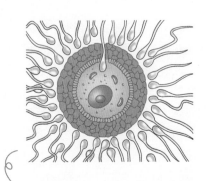

在千军万马中，一般只有一个强壮的精子才能与卵子结合成受精卵。

最佳受孕时机

受孕的最佳时期就是选择恰当的时间进行同房，使新鲜的卵子和充满活力的精子相结合而受孕。一般对女性来说，平均每月排卵一次，排卵前2~3天及排卵后1~2天进行性生活，才有可能受孕。男性的精子能保持48小时的受精能力，而卵子在排卵后20小时开始老化。因此，最好能在排卵后2~3小时受精。

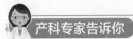

产科专家告诉你

并没有最佳受孕季节

其实没有绝对的最佳受孕季节，什么季节受孕都很好，最重要的是夫妻双方保持愉悦的心情，相信科学，掌握基本的生理知识和必要的应用技巧，怀上一个健康、聪明的宝宝是不成问题的。

日常保健

不要在厨房久留

厨房中的煤气和液化气中的成分很复杂，燃烧后在空气中会产生多种对人体极为有害的气体，如二氧化碳、二氧化硫、二氧化氮、一氧化碳等，对孕妈妈的危害很大。此外，在厨房的粉尘和煤烟中会有强烈的致癌物——苯并芘。如果厨房的通风效果不好，就会使得这些有害气体的浓度升高，甚至超过国家标准。孕妈妈吸入大量的有害气体后，通过呼吸道进入血液中，然后通过胎盘屏障进入宝宝的组织器官中，对宝宝的生长发育很不利。

所以，在怀孕期间，孕妈妈要避免浓烟滚滚对健康的危害，尽量远离厨房。做菜也可以多尝试些清淡的菜。此外，要在厨房中安装好抽油烟机和排风扇，让厨房保持通风。

装修要避开孕期

现在不少家庭都住上了新房，但是有些装修材料会释放一些有毒气体，对孕妈妈和宝宝都会产生不良影响。装修产生的毒气有苯和甲醛等。

长期吸入苯能导致再生障碍性贫血。育龄女性吸入苯会导致月经异常。若孕期接触苯，会导致妊娠并发症的发病率提高，还会导致宝宝先天性畸形。

女性接触低量甲醛会引起慢性呼吸道疾病、女性月经紊乱、妊娠综合征，引起

宝宝体质下降、染色体异常等。

所以，一定要注意避免装修所产生的有害物质对孕妈妈和宝宝的危害。

入住新房建议

1.不要急着住进去。装修后的房子要空置一段时间，让材料中的有毒气体散发掉后再行入住。

2.空气流通。每天打开窗户通风，能帮助室内的有害气体排出。

3.置办有效装置。选择有效的室内空气净化器和换气装置。

4.环境监测不能少。请室内环境监测专家进行监测，了解室内空气中有害气体的超标程度，可以采取相应的措施来降低。

▷ 写给爸爸

密切关注准妈妈的健康状况

准爸爸在准妈妈未来的十月怀胎中也能发挥重要作用，从现在开始注意做到下面几点吧！

- 禁止吸烟。准爸爸不要在准妈妈面前吸烟，也要提醒准妈妈少去公共场所，避免被动吸烟。
- 监督用药。不要让准妈妈随便用药，避免影响未来宝宝的健康。此外，也不要让准妈妈随意接种疫苗，如预防风疹病毒感染的风疹疫苗等。
- 帮助确认是否怀孕。先生陪着妻子做必要的检查，确定是否怀孕。如确认怀孕，应控制性生活，以便保胎。

营养饮食

妈妈好气血，宝宝好身体

中医认为："气血充实，则可保十月分娩，子母无虞。"这说明了孕妈妈应该为了自己和宝宝的健康多补气血。而补血养血最好的办法就是食补，运用食材进行补养，其性质平和而且方便有效。

脾胃较虚弱的孕妈妈宜多吃山药、莲子、薏米、白扁豆等，能健脾和胃。

血虚、贫血的孕妈妈可以多食枸杞子、红枣、红小豆、动物血、动物肝脏等，能补益气血。

容易疲劳、感冒的孕妈妈可用黄芪、西洋参等来补益卫气，增强抵抗力。

枸杞山药粥

材料 山药20克，枸杞子10克，鸡胸肉30克，大米50克，葱花、盐各少许。

做法

1. 鸡胸肉洗净，切丁，用开水焯烫一下；山药洗净，去皮，切块；大米洗净。
2. 锅中加少量的水，再放入大米、鸡胸肉丁、山药、枸杞子，用大火煮开，再转小火熬煮成粥，撒点葱花和盐即可。

功效 枸杞子和山药搭配能帮助孕妈妈健脾和胃，还可预防贫血。

大枣鸡丝糯米饭

材料 大枣100克，鸡肉50克，糯米200克。

做法

1. 将大枣去核，切碎；鸡肉洗净，切成细丝，用开水焯一下；糯米洗净，浸泡2小时。
2. 将碎大枣、鸡肉丝、糯米放入锅中蒸熟即可。

功效 鸡肉中含有多种易被人体吸收的维生素，孕妈妈宜多食。

核桃薏米汤

材料 核桃60克，薏米150克，冰糖适量。

做法

1. 核桃去壳，取仁，放入清水中浸泡1小时，浸透后洗净，捣碎。
2. 薏米洗净，放清水中浸泡1小时。
3. 煲锅置火上，倒入适量清水，放入薏米，大火煮沸后转小火煮约半小时，加入核桃碎，继续煮至薏米熟烂，加冰糖煮至溶化，搅匀即可。

功效 核桃不仅能帮助孕妈妈缓解腰部疼痛，还能促进宝宝的大脑发育。

核桃富含的不饱和脂肪酸是大脑和脑神经的重要营养成分，孕妈妈可以适量食用。每天以25~30克为宜。

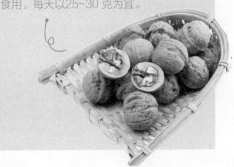

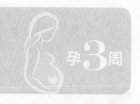

孕3周

一颗种子诞生了

宝宝的成长

在排卵期，一个成熟的卵子排出，并进入输卵管最粗的壶腹部等待精子的到来。夫妻双方在最佳时期同房后，数以亿计的精子离开爸爸，进入妈妈的身体中，大约3天后，有约200个精子进入输卵管的壶腹部与卵子相遇，所有的精子都会朝着卵子做内部运动，其中最有活力的精子会最早穿透卵子外面的透明带进入细胞内部，正式与卵子相结合，形成受精卵，开始生命之旅。

妈妈的变化

在妊娠的第3周，妈妈还感觉不到什么变化。比较细心的女性在排卵时能感到轻微疼痛等不适，阴道分泌物也开始增多。受精卵着床到子宫壁上时，有些人会注意到有少量出血。

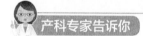

产科专家告诉你

怎么计算预产期

1.按最后月经：

预产期月份：最后月经开始时的月份+9（或-3）

预产期日期：最后月经开始时的日期+7

例如：最后月经日期是2017/5/15所以预产期就应该是2018/2/22

2.按引起妊娠的同房日期：

从同房日期算起第266天，即为分娩的预产期。

3.按初觉胎动的日期：

最后一次月经不清楚或月经不准的人，上面的方法并不可靠，就以母体第一次感到胎动的日子加22个星期（第一次分娩的产妇），或加24个星期（已有分娩经历的产妇）。

囊胚(胚泡)

子宫

输卵管

卵巢

子宫颈

阴道

胚泡（植入）

受精卵分裂成中空的胚泡，并在子宫腔里着床。

日常保健

孕妈妈要知道的服药安全期

怀孕后，孕妈妈就开始肩负两个人的健康重任，衣食住行都要格外小心，服药更要重视起来。怀孕期间的用药安全，除了考虑到药物安全性分级外，还应注意服用药物的时间点。

安全期——孕3周以内

这个时候服药不用担心致畸的问题，如果没有明显的流产征兆，一般药物不会对宝宝产生影响，可以继续妊娠。

高度敏感期——孕3~8周

这时候药物对宝宝的影响较为明显，致畸药物会产生致畸作用，但不一定引起自然流产。此时，就要根据药物不良反应的大小和有关症状来加以判断。如果有阴道出血等症状，不要盲目保胎。

中度敏感期——孕8周到孕5个月

这个阶段，宝宝对药物的不良反应仍然比较敏感，但多数不会引起流产，而致畸程度难以预测。此时，是否中止妊娠应考虑药物不良反应的大小等因素，全面考量后再做决定。

低度敏感期——孕5个月以上

这时，宝宝的各脏器已经基本发育完全，对药物的敏感性有所下降，用药后一般不会出现明显致畸作用，但会出现不同程度的发育异常或局部性损害。

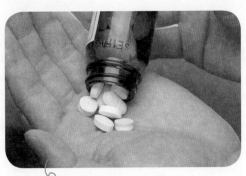

孕妈妈服药前要确认安全期。

 孕妈问

感冒了，哪些情况不适宜吃药？

产科医生答 如果孕妈妈感冒了，正好处于"致畸高度易感期"就不能吃药了，否则很容易导致胎宝宝畸形。主要有以下三种情况。

第一种情况：当卵子受精以后，大约从怀孕2周开始分裂并形成胚胎。

第二种情况：怀孕5~11周，细胞迅速分化并产生一系列的形态变化，胎儿发生畸形的可能性会大幅度增加。

第三种情况：在孕11周以后，胚胎细胞就失去了分化的多向性和代偿性修复的能力，开始定向发育。

 产科专家告诉你

在妊娠期，特别是妊娠早期，孕妈妈应尽量避免用药，可用可不用的药物坚决不用。确实因病必须服药的孕妈妈应严格遵照医嘱服用。

营养饮食

孕妈妈的口味偷偷改变着

　　女性在怀孕后，口味跟以前比会有不同程度的变化。突然喜欢吃酸味食品，原来非常喜欢吃的现在不喜欢吃了，反而开始喜欢吃原来不喜欢吃的食物，多数孕妈妈还伴有厌油的症状。基于这些现象，孕妈妈不用担心，这是怀孕的正常表现。

　　很多孕妈妈在怀孕早期，有食欲缺乏、厌食、轻度恶心、呕吐、头晕及倦怠等症状，这些症状在清晨更容易出现。这是普遍现象，是一种正常的生理反应。还有的孕妈妈会改变口味和喜好，因个体差异性，反应会有所不同。孕妈妈这个时候应该注意充分休息和适当散步，以增进食欲，安稳度过妊娠期。

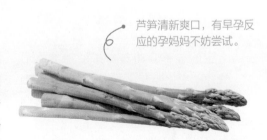

芦笋清新爽口，有早孕反应的孕妈妈不妨尝试。

蒜香茄子

材料　茄子200克，西红柿100克，大蒜、植物油、老抽、盐、白糖各适量。

做法

1. 茄子洗净，切块，放入油锅中稍炸；西红柿洗净，切块；蒜瓣去皮，洗净。
2. 锅中倒油烧热，放入整瓣大蒜炒香，加入西红柿煸炒至有红油浸出，再加入茄子块，加上老抽、盐、白糖等调味即可。

功效　这道菜营养丰富，能帮助孕妈妈消除水肿。

虾仁豆腐

材料　虾仁100克，豆腐1块，植物油、料酒、葱花、姜末、酱油、盐及淀粉各适量。

做法

1. 将虾仁洗净，加料酒、葱花、姜末、酱油及淀粉调味；豆腐洗净，切丁。
2. 锅内放少许油，加热，放入虾仁，先用大火快炒几下，再将豆腐放入继续翻炒，出锅前放点盐即可。

功效　虾仁中含有多种营养，如蛋白质、钙、磷、铁等，且肉质松软，易消化，没有腥味和骨刺，比较适合口味变得挑剔的孕妈妈。

莲子芋肉粥

材料　糯米100克，莲子肉、山芋肉各60克，白糖适量。

做法

1. 将莲子肉、山芋肉用水泡软，冲洗干净；糯米淘洗干净，浸泡2小时。
2. 将莲子肉、山芋肉、糯米一起放入锅中熬煮成粥，放入白糖调味即可。

功效　这道粥有补肾安胎的作用，适合孕早期食用，能预防先兆流产，还能增加孕妈妈的营养。

完美胎教

如何进行音乐胎教

宝宝的心率会随着音乐的速度、节拍、旋律的变化而变化。经过音乐胎教训练的宝宝反应快、语言能力强、动作协调度高。常听音乐的宝宝长大后情感丰富，更富有想象力和创造力。

孕妈妈自己欣赏音乐

欣赏音乐能让孕妈妈的情绪愉悦、平静。孕妈妈可以选择适合自己的、轻松舒缓的音乐，以此来缓解不良的情绪。

宝宝自己听音乐

等到宝宝20周以后，听觉系统渐渐发育成熟，便能听到妈妈体内和外界的声音了。可以将听筒放在孕妈妈腹部，让声波传递给宝宝，宝宝就会感受到音符的跳动和变化。

准爸妈唱歌给宝宝听

孕妈妈不要认为自己五音不全，就不敢开口，给宝宝唱歌是妈妈和宝宝互动的一种方式，宝宝会非常喜欢的。所以，孕妈妈要多唱唱自己拿手的歌，或者哼哼歌曲的调子。

孕妈妈欣赏曲目推荐：

《蓝色多瑙河》——约翰·施特劳斯

《小星星变奏曲》——莫扎特

《天鹅湖》《糖果仙女舞曲》——柴可夫斯基

《四季》——维瓦尔

《小狗圆舞曲》——肖邦

《快乐的农夫》——舒曼

《蒙古族长调民歌》——牧歌

《渔舟唱晚》——娄树华

《G大调小步舞曲》《羊群平安》——巴赫

《秘密的庭院》——理查德·克莱德曼

《儿时情景》——罗伯特·舒曼

妈妈哼唱歌曲推荐：

《粉刷匠》

《兰花草》

《泥娃娃》

《摇摇摇》

《小白兔》

《小燕子》

《雪绒花》

《排排坐》

《推磨推磨》

《五指歌》

《真稀奇》

《张打铁》

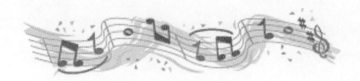

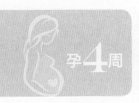

孕4周 宝宝安稳地躺在小床上

宝宝的成长

在第4周，胚胎已经在子宫内安全"着床"了。受精卵会分泌能分解蛋白质的酶，破坏子宫内膜，在内膜表面造成一个缺口，并逐渐往里层分解蛋白质。当受精卵进入子宫内膜后，子宫内膜上受到蛋白酶降解的缺口迅速修复，把受精卵包裹住，直到这时，受精卵便着床了，此时的胚胎称为囊胚。

胚胎着床后，慢慢长大。受精卵不断地分裂，一部分形成大脑，另一部分则形成神经组织。

妈妈的变化

如果在第4周末，发现月经还是迟迟未到，或者下体有少量的血水流出，可以到医院或自行做怀孕尿检。如结果呈阳性，那么恭喜你已经成功升级为孕妈妈了。

排卵后，释放卵子的破裂卵泡即形成黄体，黄体快速发育形成血管，为分泌黄体酮等激素做好准备，用于在胎盘形成之前维持早期妊娠。此时，胚泡在子宫中如同苹果的种子一样，一点点成长着。但从孕妈妈的外表看，体形上没有发生任何变化。孕妈妈的子宫如同鸡蛋般大小，只是稍微软一些，而此时已经形成了胎宝宝的脑和脊髓。

不少孕妈妈会有类似感冒或腹泻的症状，要细心留意，想到自己有怀孕的可能。此时宝宝对药物比较敏感，孕妈妈切忌随意用药。

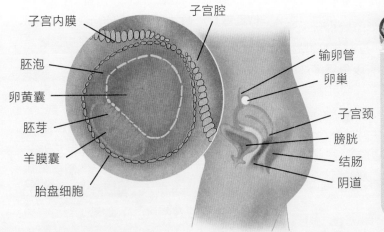

子宫内膜　子宫腔
胚泡
卵黄囊
胚芽
羊膜囊
胎盘细胞
输卵管
卵巢
子宫颈
膀胱
结肠
阴道

产科专家告诉你

孕吐禁用甲氧氯普胺

甲氧氯普胺止吐效果明显，但在妊娠呕吐时，不可服用甲氧氯普胺。因为甲氧氯普胺会引起子宫收缩，容易诱发流产。

日常保健

孕妈妈体重要保持适宜

一般来说，使用体重指数即BMI来评估孕妈妈的营养状况比较准确，BMI值还可预估孕期体重增长情况。

体重指数（BMI）= 体重（kg）÷身高的平方（m²）。

怀孕前BMI指数	<18.5	18.5~24	>24
体型	偏瘦	标准	偏胖
孕期体重应增加多少	12~15千克	12千克	7~10千克
体重管理要求	适当增加营养，防止营养不良	正常饮食，适度运动	严格控制体重，防止体重增加过多

孕1~3月，胎宝宝还没有完全成形，各器官发育尚未成熟，此时大部分孕妈妈的体重增长较慢，为1~1.5千克。

孕中期开始，胎宝宝迅速发育，孕妈妈的腹部也将明显凸起，这时孕妈妈的胃口变得好起来，体重增长以每周增加0.5千克为宜。

孕晚期胎宝宝的发育较快，孕妈妈的体重上升也较快，因此孕妈妈此时一定不要掉以轻心，最好将体重增长控制在每周不超过0.5千克，此时应当及时调整饮食和运动。

孕妈问

孕期长胖点，生完孩子后奶水就多吗？

产科医生答 孕期的营养是可以为产后泌乳做准备的，但并不是孕期体重增长越多产后奶水就越多。产后的奶水受开奶时间、哺乳姿势和方法、饮食、心情以及个人体质等多方面因素的影响，并不取决于孕期长胖的程度。孕期保持合理的体重增长，注重健康饮食，才能使乳汁中的营养均衡全面。

保护乳房

整个孕期需更换2~3次胸罩尺码。孕期更换胸罩也不能一味图大，尺寸过大根本起不到支撑乳房、保护腺体的作用。每当你感到胸罩小了，就要再次更换一个合适的，以减少重力对乳房韧带的牵拉。特别是当你做一些孕期运动的时候，如孕妇操、游泳、散步等，大小合适的胸罩就是非常有必要的。

用温水清洗乳房。乳房的清洁对于保持乳腺管通畅、增加乳头的韧性、减少哺乳期乳头皲裂等并发症的发生具有很重要的作用。

1. 清洁乳房时，要使用温水擦洗，并将乳晕和乳头的皮肤褶皱处一并擦洗干净。

2. 清洁乳头上的结痂，可先用植物油涂抹，待结痂变软后，再用温水冲洗，拭干。

3. 千万不要用香皂、肥皂或酒精等刺激性物质清洁乳房，这些清洁用品不利于乳房的保健以及产后母乳喂养。

营养饮食

吃一些缓解疲劳的食物

孕妈妈这一段时间，总是感到莫名的疲惫，一天到晚都感到有气无力、昏昏沉沉的，甚至没有精力继续工作。孕早期，身体如果缺乏铁、蛋白质和足够的能量，这种疲倦感会更加剧烈。不过，不要担心，疲倦感是孕期的正常反应，不会对孕妈妈和宝宝的发育产生影响。

孕妈妈在感觉疲倦时，不要去喝咖啡、浓茶、可乐，或吃糖果、甜腻的蛋糕来振奋精神。最好的办法是稍微休息会儿，缓解一下疲劳感。此外，孕妈妈坐的时候，注意抬高脚的位置；晚上早点睡觉，保证规律作息；注意每天进行散步等适当运动。

饮食上，孕妈妈可吃些能够缓解疲劳的碱性食物，如紫甘蓝、花椰菜、芹菜、油麦菜、萝卜缨、小白菜等；钙质是压力缓解剂，多食乳类及乳制品、豆类及豆制品、海产品、肉类等来补充钙质。

此外，多食一些干果，如花生、杏仁、腰果、核桃等，驱赶疲劳的功效也比较好。

 产科专家告诉你

准爸爸要特别理解孕妈妈，多做点家务，减轻孕妈妈的工作量，保证有充足的时间休息，因为孕妈妈正在经历着未曾感受的不受控制的倦怠。

甜椒牛肉丝

材料 牛肉、甜椒各200克，鸡蛋清1个，蒜苗、植物油、酱油、甜面酱、盐、鸡精、姜、水淀粉、料酒、鲜汤各适量。

做法

1. 将牛肉洗净，切丝，加盐、鸡蛋清、料酒、水淀粉搅拌均匀；甜椒和姜洗净，切丝；蒜苗洗净，切段。
2. 锅中放少许植物油烧热，倒入甜椒丝炒至半熟，盛出。
3. 锅中倒油烧热，炒散牛肉丝，放甜面酱、甜椒丝、姜丝，加酱油、鸡精、盐、鲜汤，水淀粉勾芡，加蒜苗段即可。

功效 牛肉含人体必需的氨基酸和维生素，还富含蛋白质、钙、磷、铁等，能补脾和胃。甜椒富含的维生素C，能健胃发汗，帮助消化。

韭菜薹炒鱿鱼

材料 鲜鱿鱼1条，韭菜薹100克，植物油、酱油、盐各适量。

做法

1. 鲜鱿鱼剖开，处理干净切成粗条，放入开水中，汆烫一下，捞出；韭菜薹洗净，切段。
2. 锅中倒油烧热，放入韭菜薹翻炒，再放入烫好的鲜鱿鱼，加适量盐、酱油炒匀即可。

功效 鱿鱼富含蛋白质、钙、磷、铁及硒、碘、铜等微量元素，能预防贫血，缓解孕妈妈的疲劳感，提高免疫力。

怎么应对早孕反应

什么是早孕反应

在怀孕初期，孕妈妈会出现食欲缺乏、厌食、轻度恶心、呕吐、头晕、倦怠，甚至低热等早孕反应。早孕反应一般在妊娠第6周出现，以后明显增加，在9~11周最为明显，一般在孕12周自行缓解。

克服早孕反应

早孕反应虽然不重，但孕妈妈也要想一些办法来缓解。

1.掌握相关知识 多阅读相关的医学知识，明白孕育生命是一项自然规律，是苦乐相伴的，可以增强孕妈妈对早孕反应的承受力。

2.放松身心 早孕是正常的生理反应，大多数的孕妈妈在一两个月后就会缓解，所以要以更加积极的心态来度过这个阶段。

3.吃喜欢的食物 孕妈妈能吃什么就吃什么；能吃多少就吃多少。宝宝还比较小，不需要多少营养，平时正常饮食就已经足够了。

4.积极转化情绪 孕育生命是件很自然的事情，应该正确认识怀孕中出现的不适，学会调整自己的情绪。多做些自己喜欢做的事情，通过邀朋友小聚、散步、聊天等方式来舒缓情绪。

5.家人要体贴、关照孕妈妈 早孕反应和情绪的不稳定会影响孕妈妈的正常生活，需要家人的体贴和关心。家人应该积极分担家务，使其轻松度过妊娠反应期。

6.正确认识孕吐 一般的早孕反应不会对孕妈妈和宝宝造成影响，但如果出现严重呕吐，不能进食，就需要及时就医了。

专家提示

有助缓解早孕反应的六大食物

1.奶类： 牛奶是缓解怀孕初期早孕反应较好的食品，如果不爱喝牛奶，可以喝酸奶，也可以吃奶片。

2.肉类： 主要以清炖、清蒸、水煮、水煎、爆炒为主要烹饪方法，如水煮鱼、清蒸鲈鱼，不要采用红烧、油炸、油煎等油腻的烹饪方法。

3.谷类： 面包、麦麸饼干、麦片、绿豆大米粥、八宝粥、玉米粥、煮玉米、玉米饼等。

4.蔬菜： 各种新鲜的蔬菜，可凉拌、素炒、炝凉菜、醋熘等。

5.水果： 柠檬、苹果、栗子、香蕉、草莓、橙子等。

6.坚果： 花生、核桃、松子等。

7.姜片： 姜片是最有效的缓解孕吐的食物，如果感到恶心可以含两片姜片，或喝口姜汁。

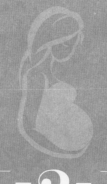

开始有心跳了

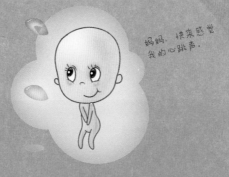

妈妈，快来感觉我的心跳声。

虽然我仍然比苹果核大不了多少，但我的心脏已经分为左右两个腔，每分钟能跳动约130次，是成人的两倍呢！

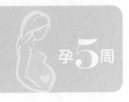

孕5周 喜欢叶酸的小海马

宝宝的成长

到了第5周，小胚胎大约长到了1.2厘米，大小像苹果籽一样，外观上看很像个"小海马"。这个时候，神经系统和循环系统的基础组织最先开始分化，所以，补充叶酸很重要。

进入孕5周，胚泡在子宫内着床后，向四周扩展，一端的细胞团开始从靠近囊胚腔的扁平细胞中分化出来，称为胚胎原始内胚层。其余较大的细胞就变为柱状细胞，形成胚胎的原始外胚层。原始内、外两胚层呈现出圆盘状，称为胚盘。

第5周开始，胚盘外胚层分化出一层细胞，形成胚内中胚层，位于胚盘内、外层之间。至此，三层胚就形成了，三层胚是胎体发育的始基。在三层胚中，每一个胚层部分都分化为不同的组织器官。

外胚层分化成神经系统、眼睛的晶体、皮肤表层、毛发和指甲等。中胚层分化为肌肉骨骼系统、结缔组织、循环及泌尿系统。内胚层分化为消化系统、呼吸系统的上皮组织及有关的腺体、膀胱、阴道下段及前庭等。

妈妈的变化

第5周，大部分孕妈妈没有任何早孕症状，少数人会出现周身乏力、发热、恶寒等类似感冒的症状。孕妈妈的子宫质地变软，大小同原来相比几乎没有变化。

女性在怀孕后，心理变化和生理变化交织在一起，会形成孕妈妈特有的行为体征和独特的心理应激。孕妈妈心理会较为紧张，这主要是女性激素改变和肾上腺皮质激素分泌亢进所引起的。

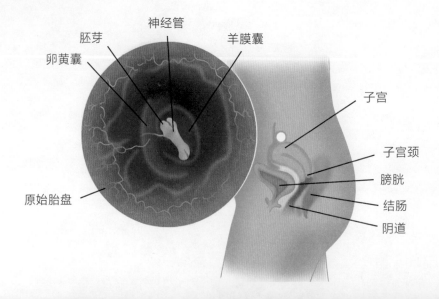

胚芽　神经管　羊膜囊　卵黄囊　子宫　子宫颈　膀胱　结肠　阴道　原始胎盘

日常保健

只有三类孕妈妈需要用黄体酮

黄体酮的主要成分是孕激素，可以让胎囊更好地依附在子宫壁上。所以黄体酮可以用于因黄体功能低下而出现先兆流产症状的孕妈妈。但需要注意的是，服用黄体酮时，一定要选择天然制剂，这样才能保证用药安全。而且黄体酮不能滥用，孕妈妈必须经过医生检查诊断，在医生的指导下使用。以下三类孕妈妈需要使用黄体酮：

第一类：习惯性流产者

有习惯性流产史的孕妈妈建议孕前做系统检查，排除内分泌代谢紊乱性疾病、自身免疫疾病，甚至是因遗传基因异常，而引起习惯性流产者。如果是由于黄体功能不足导致的，需用黄体酮。

第二类：有不孕不育史者

这类女性应注意补充营养，多食富含维生素E的食物，以此来促进胎宝宝发育。此外，怀孕后要尽量避免性生活。

第三类：先兆流产者

孕早期一旦出现出血、小腹隐痛等先兆流产的征兆时，应及时进行用药治疗。造成流产的原因很复杂，如果是由于夫妻的受精卵结合时出错，导致异常的受精卵，在子宫内是不能发育成熟的，一般孕早期就会流产，这种情况下，就不需要进行保胎，因为这是人类自身的一种自然淘汰，也不用惋惜。孕妈妈和家人应了解一些优生知识，这样在确定不能用药时，应及时终止妊娠，顺其自然。

另外，还要警惕宫外孕这一妇科急症情况，配合医生进行检查，避免大出血的发生。

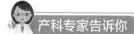 **产科专家告诉你**

流产有时是不幸中的万幸

自然流产是每个孕妈妈都不愿面对的，但换个角度看，这也是人体对异常胚胎的一种自然淘汰。大部分的早期流产都是因为染色体有问题而导致的，这样的胚胎即便存活下来也可能是畸形或者不健康的。而排除染色体异常等原因，有流产征兆的孕妈妈经过休息和治疗也可以继续妊娠。因此孕妈妈要正确看待流产。

营养饮食

每天补充叶酸

　　叶酸是B族维生素的重要成员之一。对孕妈妈来说，叶酸是相当重要的。如果在怀孕的前3个月内缺乏叶酸，可导致宝宝神经管发育缺陷，增加脊柱裂、无脑儿的发生率。此外，孕妈妈经常补充叶酸，能有效避免新生儿体重过轻、早产以及婴儿腭裂等先天性畸形。

　　孕妈妈需要每天补充叶酸0.6毫克。富含叶酸的食物有：蔬菜类，如莴苣、菠菜、西红柿、胡萝卜、花椰菜、油菜、小白菜、扁豆、蘑菇等；水果类，如橘子、草莓、樱桃、香蕉、桃子、葡萄、猕猴桃等。另外，在瘦肉、蛋黄、动物肝脏中也含有丰富的叶酸。

　　如果孕妈妈不能及时摄入上述食物，可以购买叶酸制剂来补充，但一定要在医生的指导下服用。

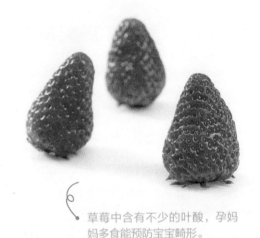

草莓中含有不少的叶酸，孕妈妈多食能预防宝宝畸形。

产科专家告诉你

　　水、阳光、食材处理（如高温煮沸、翻炒）等是叶酸的大敌。紫外线会使叶酸失去活性，碱性溶液会使其被氧化。所以，叶酸制剂应遮光、密封保存。

青椒炒菠菜

材料　菠菜350克，青椒2个，植物油、盐、葱末、姜末各适量。

做法

1. 将青椒洗净，去蒂及籽，切丝；菠菜择洗干净，切碎。
2. 锅置火上，加植物油烧热，小火放入葱末、姜末爆香后，改大火放入菠菜翻炒，加盐，倒入青椒略炒即可。

功效　菠菜中含有铁，能补血止血；富含膳食纤维，能促进肠道蠕动，帮助排便，避免孕妈妈出现便秘。

芝麻小白菜

材料　小白菜400克，熟白芝麻15克，盐、植物油各适量。

做法

1. 小白菜择洗干净，切段。
2. 锅内倒植物油烧热，放入小白菜段，大火爆炒1分钟，加盐调味，炒匀。
3. 出锅时，在炒熟的小白菜上撒些熟白芝麻即可。

功效　小白菜中富含叶酸，能帮助孕妈妈补充叶酸。芝麻中含有卵磷脂，能让孕妈妈的肌肤滑嫩。

完美胎教

美育胎教：妈妈和宝宝一起来欣赏美

孕妈妈通过看、听，能够感受到世界上各种各样的美，这种对美的感受会通过神经中枢传递给腹中的宝宝。通过这样的方式优化和加强宝宝的心理素质，提高宝宝出生后对美的感知能力。

妈妈和宝宝一起来感受美吧

1.带着宝宝去感受大自然。孕妈妈可以经常到公园、树林、花海等地方欣赏美丽的景色，将对大自然的热爱之情传递给宝宝，这样有助于促进宝宝神经系统的发育，让宝宝得到大自然的陶冶。同时，孕妈妈经常到大自然中活动，能呼吸到新鲜的空气，对宝宝的大脑发育也十分有利。

2.孕妈妈提升自身气质。孕妈妈应注意个人言行举止，不仅要精神焕发，穿着整洁，举止得体，还要丰富自己的精神世界。可以通过听音乐、赏画作、读诗集、写日记等来丰富内涵、陶冶情操。宝宝在孕妈妈的熏陶下，也会有良好的修养和行为举止。

孕妈妈要保持乐观的心态，有利于快乐度过孕期。

美育胎教注意事项

1.选取美的事物。进行美育胎教时，孕妈妈要筛选好所欣赏的事物，尽可能选择一些美的东西，如秀丽的大自然、怡人的音乐等，能更加积极、全面地发挥胎教的作用。

2.孕妈妈不要随意而行。不管孕妈妈做什么，都应想到腹中的宝宝，言行举止都要有一定的约束，避免将不良的行为习惯传递给宝宝。

3.美育胎教推荐。到美丽的小公园散散步、欣赏悦目的画作、鉴赏一下韵味十足的书法、做个漂亮的插花、听听动听的音乐等。

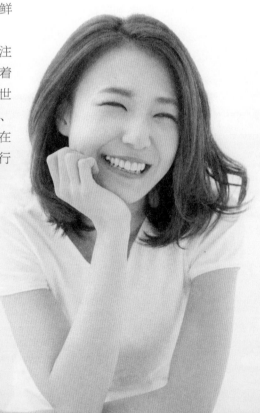

孕6周 两颗跳动的心

宝宝的成长

怀孕第6周，胚胎的成长速度加快，这时候的胚胎如同蚕豆一样。胚胎的面部有黑色的小点，它将发育为宝宝的眼睛；小的空洞是鼻孔；深凹下去的地方，将来会发育成宝宝的耳朵；而形成宝宝手和腿的地方的变化越来越明显，此时看上去像划船的桨。此外，宝宝的脑下垂体腺和肌肉纤维也在这个时期开始发育。

宝宝的心脏已经开始划分心室，并进行有规律的跳动和供血。这时候心脏每分钟可以跳动120次。在怀孕的第6周，宝宝已经开始发生轻微的转动，而孕妈妈要等到孕4个月才能感受到。

妈妈的变化

这周，怀孕的症状开始出现，孕妈妈胸部感到胀痛、乳房增大变软、乳晕有小结节突出。孕妈妈会在晨起时有恶心的感觉，有的人则是在一天中随时都会呕吐。

这时候，孕妈妈开始变得慵懒，即使在白天也总感觉昏昏欲睡，从心里厌倦多说话，不愿意多做家务，不喜欢被打扰。孕妈妈喜欢安静地待在家里。这时要避免做剧烈运动，也不要外出旅行，因为过量的运动有可能引起流产。

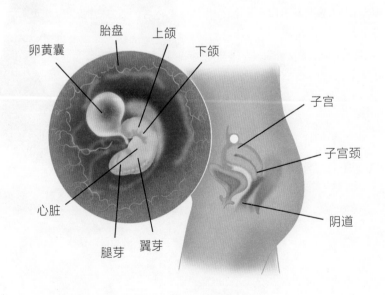

卵黄囊　胎盘　上颌　下颌　子宫　子宫颈　阴道　心脏　腿芽　翼芽

日常保健

孕妈妈出现腹痛别掉以轻心

怀孕初期，不少孕妈妈会出现下腹隐隐作痛的感觉。这是因为在这一时期，子宫因怀孕而变大，韧带受牵拉而导致腹痛；此外，怀孕时，器官相对位置改变与受压迫，也会造成下腹部隐隐作痛，甚至抽痛。由于下腹疼痛的多样性，以及上述子宫变化引起的腹痛会阻碍腹部肿瘤的发现，使得怀孕初期的病症腹痛与怀孕引起的腹部不适难以区别。因此，如果孕妈妈出现比较严重且持续性的腹痛，就需要及时去医院诊治了。

出现腹痛需要注意以下疾病

1.宫外孕。受精卵应该是在子宫内膜上着床、生长发育的。而受精卵在子宫体腔以外的地方生长发育，就称为异位妊娠，即"宫外孕"。宫外孕的孕妈妈停经6~8周时，会感到下腹部剧烈疼痛，并且伴有少量阴道出血的症状。但如果只是少量出血，而没有腹痛，孕妈妈大可不必着急，这是受精卵在子宫内膜上着床时引起的点状出血，并无危险。

2.子宫肌瘤。子宫肌瘤存在孕期增长的可能，或是在孕期变性坏死，或是发生肌瘤扭转，直接影响宝宝的发育，或阻碍生产等。需要鉴别的是，因子宫肌瘤而产生的腹痛来得比较突然，痛点一般也固定，属于局部疼痛。由于在怀孕期间，子宫血流充沛，切除子宫肌瘤并不妥当，对于肌瘤变性坏死导致的疼痛，孕期可以用止痛药来缓解。

3.卵巢肿瘤。孕期绝大多数的卵巢肿瘤都是良性的，恶性肿瘤占2%~5%。但是，孕妈妈如发现有卵巢瘤，要随时和医生保持联系。如出现腹部不适、绞痛、腹部异常膨大、腹水等症状时，要尽快去医院就诊。

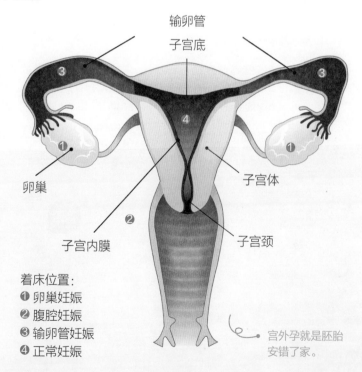

输卵管
子宫底
卵巢
子宫体
子宫内膜
子宫颈

着床位置：
❶ 卵巢妊娠
❷ 腹腔妊娠
❸ 输卵管妊娠
❹ 正常妊娠

宫外孕就是胚胎安错了家。

营养饮食

早餐想吃什么就吃什么

很多孕妈妈在面对以前百吃不厌的早餐时，会连看的兴趣都没有，更没有了吃的欲望。这是妊娠的初期反应，是一种生理性反应，在一般情况下不用治疗。对付妊娠反应的最好办法是休息和调理饮食。

早餐时，尽量多吃一些，不能因为这些反应而拒食。为了自己和宝宝的健康着想，想吃什么就吃什么，能吃多少尽量吃。当胃口不佳、食量有限时，最好选择体积小但营养成分含量高的食物，如早上起来后可以吃些面包，涂上乳酪或花生酱，搭配个白煮蛋，口感和营养俱佳。

孕妈妈一日食谱参考

早餐	豆包或全麦面包50克，牛奶250毫升，白糖米醋蛋1个，凉拌菜适量
加餐	苹果1个
午餐	西红柿炒豆腐100克，菠菜鱼片汤100克，米饭100克
加餐	酸奶1杯，饼干2片
晚餐	肉丝面150克，素什锦50克

避免油腻食物

油腻食物最容易引起孕妈妈的恶心或呕吐，而且需要较长的时间才能消化，因此要避免吃油腻的食物。蔬菜、菌菇等食物在烹调过程中也要注意少油少盐，越清淡越能激发孕妈妈的食欲。

适当吃点凉拌菜

虽然孕妈妈个人口味不同，但凉拌菜的气味一般没有热菜那么强烈，比较清爽不油腻，如凉拌黄瓜、海藻沙拉、大拌菜等都能对孕吐起到一定的缓解作用。

少食多餐

没食欲的时候不要强迫自己吃，有食欲的时候就适当进食，一天可以多吃几顿，少食多餐，还可以准备点健康且自己喜欢的小零食，这样既能补充营养，还能避免空腹引起的恶心感。

专家提示
喜欢吃酸的孕妈妈可以在做菜时多放些米醋，这样能让孕妈妈胃口大增。

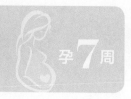

孕**7**周

孕妈妈开始
出现早孕反应

宝宝的成长

进入孕7周，宝宝的增长速度很快，本周末，宝宝长成青豌豆大小。

宝宝手臂变长了，分成了手部和肩臂部。腿开始以出芽的方式长出。手指也开始发育。心脏从身体上突出来，此时，心脏分成左右两个心腔，主支气管出现在肺内，构成所谓的肺内的通道。宝宝大脑的两个半球也长出来了，出现眼睛和鼻子的雏形。此时小肠形成、阑尾出现、胰腺也形成了。部分小肠突入到脐带，随着宝宝的发育，小肠会回到腹腔。

妈妈的变化

孕妈妈身体的变化是逐渐开始的，有的孕妈妈会出现体重增加，但孕早期的体重增长并不是很明显。孕妈妈还会出现晨吐、乏力、疲倦等怀孕反应。常常在白天，就会感到十分疲惫，渴望好好睡一觉。

孕妈妈身体的变化不明显，但情绪的变化是非常明显的。这个阶段情绪变化比较大，有时候会不由自主感到烦躁，但孕妈妈一定要学会自我控制，给情绪一个良性的调节。怀孕早期是宝宝发育的关键时期，如果孕妈妈的情绪过分不安，会影响宝宝的发育甚至导致腭裂或唇裂的发生。

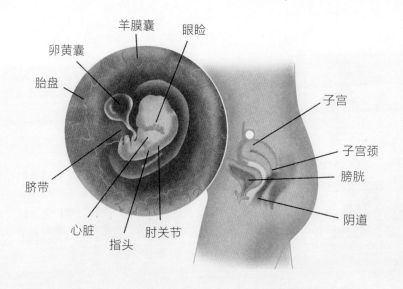

羊膜囊　眼睑　卵黄囊　胎盘　脐带　心脏　指头　肘关节　子宫　子宫颈　膀胱　阴道

日常保健

早早预防尿失禁

孕中期以后，不少孕妈妈会出现令人尴尬的尿失禁。从现在开始积极预防，能减少将来可能出现的局促。

尿失禁出现的原因

女性在怀孕时，膀胱底部和膀胱颈的位置都会往上移，尿道的长度也会随之增长。随着羊水的增多和胎宝宝的长大，宫腔也不断增大，这就使得下泌尿道和骨盆支撑器官受到不断增大的子宫的挤压。随着腹压的增加，孕妈妈的禁尿能力就弱了下来。

做好这个小动作吧

为了将来不出现尿失禁，孕妈妈现在就应该开始练习会阴肌肉的收缩功能了。动作其实很简单，就像憋尿时收紧会阴那样，一收一放为1次，连续10~12次，1天可以做3~4组。

这个动作可以随时随地练习，如等绿灯时，可以夹紧会阴直到灯变颜色为止。也可以在等公交车、看书的时候做，这种运动不会被人发现，孕妈妈可以多做做这个简单的小游戏。

这样的小动作坚持做下来，能增强尿道、阴道、直肠附近肌肉的伸缩性，也能增强骨盆的支撑力。

白带增多是正常的

怀孕后，随着孕激素和机体血流量的增加，白带也会有明显的增多，这是正常的，无须治疗。但为了防止感染，私处需要细心呵护。

每天用干净的温开水清洁外阴

每天可用专用的盆和毛巾清洗外阴。用完后，将盆擦干，毛巾放在阳光下晒干，收在干净的地方。

每天换内裤

换下来的内裤要当天清洗，清洗时选用中性肥皂，并且使用专用的盆。清洗后，可用开水浸泡30分钟杀菌，然后放阳光下晾晒，最后放置到干燥清洁的地方。

选择合适的内裤

内裤最好选择温和、透气的棉质材料。不要太紧，边缘也宜柔软，以免造成血流不畅。

 产科专家告诉你

孕妈妈需要留意的情况

如果孕妈妈的白带变成黄色或绿色，黏稠如奶酪或呈脓状或豆腐渣状，而且伴有难闻气味，同时阴部也有不适感，如烧灼、疼痛、瘙痒等，都要及时看医生，避免感染胎宝宝，造成流产。

营养饮食

巧妙对付灼烧的胃

孕妈妈可能会从第2个月开始，直到分娩，常感到胃部灼热，也就是俗话说的"心口窝痛"，范围会从胸骨后向上方放射，有时烧灼的感觉会加重，变成烧灼似的疼痛，病痛的部位一般在剑突的下方，这也就是医学上说的妊娠期胃灼热症。

为了防治胃灼热症，应注意以下几点：

1.孕妈妈应少吃多餐。一次性进食量多，或饮大量的液体易导致水和食物积聚在胃肠中，使胃内压力增加，易造成胃酸返流。

2.多吃点新鲜蔬菜、水果。新鲜的蔬菜和水果富含维生素，可以增强母体的抵抗力，促进胎儿生长发育，还能缓解孕吐，孕妈妈要适当多吃。

3.控制饮食，避免肥胖。肥胖的孕妈妈食道下段括约肌功能会减退，容易发生胃灼热症。

4.每天进行适当的体育运动，如散步等。

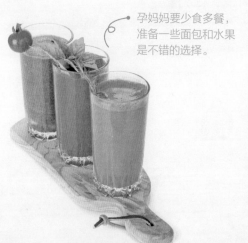

孕妈妈要少食多餐，准备一些面包和水果是不错的选择。

韭菜炒虾仁

材料 韭菜200克，虾肉50克，植物油、葱、姜、蒜、盐、鸡精、料酒、高汤、香油各适量。

做法

1.虾肉洗净，去肠线，沥干水分；韭菜洗净，切长段；葱和姜分别洗净，切丝；大蒜洗净，去皮，切片。

2.锅内倒油烧热，放入葱丝、姜丝、蒜片炝锅，炸出香味后，放入虾仁煸炒2~3分钟，烹入料酒、盐、高汤稍炒，放入韭菜，大火快炒4~5分钟，淋上香油，加少许鸡精炒匀即可。

功效 韭菜含有大量粗纤维和维生素，孕妈妈多食，能增进胃肠蠕动，助消化，治疗便秘，补气血，暖肾。

丁香梨

材料 梨1只，丁香15枚。

做法

1.将梨洗净，去掉核，将丁香放入核的位置。

2.将梨放入锅中密闭蒸熟，食用时去掉丁香即可。

功效 丁香具有治疗妊娠呕吐的作用。梨能增进食欲，清热镇静，还可帮助消化，预防便秘。

 产科专家告诉你

如果孕妈妈感觉胃部灼热感逐渐加重，最好向医生咨询，在其指导下服用药物。

完美胎教

孕妈妈爱上读书吧

怀孕后，开始慢慢减慢生活的步伐，空闲的时间变多了。这时，孕妈妈可以用读书将这段时间充实起来，为自己，也为宝宝。

妈妈爱读书，宝宝也爱读书

妈妈的习惯会不自觉地对腹中的宝宝产生影响。如果孕妈妈既不勤思考也不多学习，胎宝宝也会深受感染，变得懒惰；相反，如果孕妈妈养成了爱读书的习惯，那么将来的宝宝也会爱学习，爱思考。

读书让孕妈妈心态平和

对于孕妈妈来说，静心尤其重要。经常读书，不仅可以增加知识，提高个人的综合素质，而且也对健康有益。一本好书，能帮助人调节情绪，消除烦恼，驱赶忧郁心情。怀孕的妈妈很容易产生烦躁不安等不良情绪，随手拿起一本好书，读上几页，很快就能让自己安静下来。

产科专家告诉你

读书时搭配背景音乐，孕妈妈更投入

读书时搭配背景音乐，让文字升华，孕妈妈可以对文字产生更丰富的联想，陶醉其中。同时通过音乐对胎宝宝不断地传输优良的乐性声波，促使其脑神经元的轴突、树突及突触的发育，为优化后天智力及发展音乐天赋奠定基础。

读书让宝宝更聪明

读书会让孕妈妈产生敏捷的思维和丰富的联想，而同时，孕妈妈产生的神经递质经过血液循环进入胎盘而传递给宝宝，然后分布到宝宝的大脑及全身，并且给宝宝脑神经细胞的发育创造一个与母体相似的神经递质环境，使胎宝宝的神经向着优化方向发展。

读什么书

只要是能产生美好情绪、美好联想的书籍都可以读，但要避免那些会对感官造成强烈刺激的书。应当多读些优美的散文、诗歌、童话故事等。其中，如冰心、朱自清、秦牧、徐志摩、泰戈尔的诗文，优美的世界著名童话故事，如《安徒生童话》《格林童话》《木偶奇遇记》《爱的教育》等，以及当代中国著名的童话，都是应该读的好书。我国的古代诗词或意境优美，或抒发美好情感，也是很好的选择。

怎么读

读书时，要全身心进入书中的美好境界，这样更容易和宝宝产生共鸣。

专家提示

在孕期，孕妈妈的眼睛极易疲劳，要注意保护眼睛，读书过程中经常停下来休息，不能等眼睛不舒服了再休息。

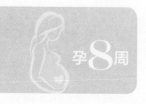

孕8周 会踢腿、伸胳膊了

宝宝的成长

孕8周的宝宝已经长到约2厘米，看上去像颗葡萄。

这个时候，宝宝的生长速度更快了，眼睑出现，鼻尖也能看到；心脏方面，主动脉瓣和肺动脉清晰可见；支气管出现了像枝一样的分支；躯干越来越长，不断延伸；肘部形成，手臂和腿向外延伸；手臂变长，在肘部垂曲，稍向心脏；"琴键"呈放射状，长成了手指；两只手远远分开了；脚上开始出现脚趾。

宝宝如同跳动的豆子一样开始能运动了，会伸腿、踢腿，手臂还能上下移动。

妈妈的变化

孕妈妈到了妊娠第8周，腰围渐渐变粗，衣服也不合适了。随着子宫的增长，孕妈妈会感到下腹部不适，有的还能感到子宫收缩。宫缩在整个妊娠期都存在，如果感受不到，也不用担心。但是，如果宫缩伴随着阴道流血，要考虑到是否有流产的可能。

由于子宫生长变大后压迫膀胱，使得孕妈妈去卫生间小便的频率会大大超过平时。

孕妈妈可能因为怀孕的生理反应而不愿意吃东西，但是现阶段要尽量多吃些有营养的食物，以此来保证有足够的养分作为妈妈和宝宝的支撑。

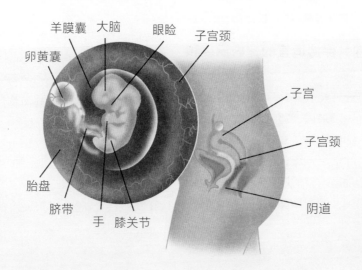

羊膜囊　大脑　眼睑　子宫颈　卵黄囊　子宫　子宫颈　胎盘　脐带　手　膝关节　阴道

日常保健

防感冒，看看过来人有哪些小妙招

妙招一：注意保暖，防止季节性感冒

孕妈妈要注意保暖，根据天气的变化及时添加衣服。特别是足部的保暖尤为重要。

妙招二：勤洗手，防止病从口入

孕妈妈要勤洗手，尤其是在碰触了钱、门把手、水龙头等公用物品后一定要及时清洁手部，孕妈妈还要避免接触患有感冒的家人使用过的碗碟、水杯等，以免被传染。

妙招三：少去人群密集的公共场所

要尽量避免前往人群密集的公共场所，防止被传染。去逛超市、看电影，要尽量带上纯棉的或是面纱材质的口罩。

妙招四：保持适宜的室内温度和湿度

居室应通风换气，并且保持适宜的温度、湿度。一般来说，适宜的室内温度是17~23℃，湿度为40%~60%。

如果房间空气干燥，孕妈妈可以使用加湿器，增加屋内空气的湿度；住在潮湿之处的孕妈妈，要利用除湿机去除空气中的湿气。

经常用醋熏蒸房间，对抑制和杀灭病毒微生物有一定作用。

孕期感冒巧应对

妊娠早期，若患流行性感冒，且症状较重者，对宝宝的影响会比较大。这时候服药也有很多禁忌，服用一些药物后，对孕妈妈和宝宝都会有一定风险。

感冒多数是因为普通感冒病毒引起，部分是由于流感病毒引起的。高热时产生的毒素能通过胎盘进入宝宝体内，对宝宝的脑细胞发育不利。目前，已经分离出十几种感冒病毒，研究发现有部分病毒能致畸。

孕妈妈如果是轻度感冒，如仅有鼻塞、轻微头痛一般不需要用药。可以多喝水，充分休息，也可以适当服用板蓝根等中成药，一般能够很快痊愈。

孕妈妈如出现高热，体温达到39℃以上，并伴有咳嗽、头痛等症状时，最好应该卧床休息，多喝水。可遵医嘱选用柴胡注射液退热，或选用中成药如止咳糖浆等来止咳。还要积极采取降温措施，可以用温湿毛巾擦浴，或用30%的酒精擦拭颈部、两侧腋窝，反复擦拭20~30分钟，直至体温降至38℃以下。

持续高热达3天以上的孕妈妈要在医生指导下用药，不可盲目使用退热剂等。病情痊愈后，应做好相关检查，以确定宝宝是否安康。

营养饮食

多吃水果缓解嘴里的怪味道

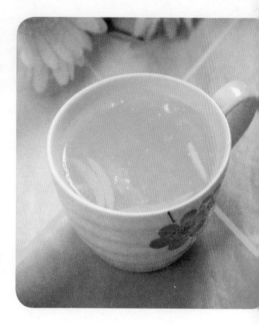

很多孕妈妈会觉得嘴里的味道怪怪的，有时是苦味，有时是酸味，有时是酸中带苦等复杂的味道。还有的孕妈妈因为唾液的分泌量减少，引起口中细菌过度生长而引发口臭，造成口气不佳。

这主要是胃火旺盛，胃气上犯导致的，可以多吃些水果，少吃容易上火的食物。饮食上，要清淡些，但不可盲目败火。

多数孕妈妈喜欢吃带有酸味的食物，在选择水果时，可以选择味道酸的，既能开胃又能减轻嘴里的怪味，可以饮用一些柠檬汁或柠檬茶，还可以用紫苏、陈皮、梅子来烹调食物，这些食物有助于开胃，而且很下饭。

鸡脯肉扒小白菜

材料 小白菜500克，鸡脯肉300克，牛奶100克，鸡汤、盐、葱花、水淀粉、植物油、料酒各适量。

做法

1. 小白菜去根，洗净，切成长段，用开水焯烫，捞出过凉。

2. 鸡脯肉洗净，切成小块，放入开水中汆烫，捞出。

3. 锅中倒适量油烧热，下葱花炝锅，烹入料酒，加盐，放入鸡脯肉、小白菜、鸡汤，用大火烧开，放入牛奶，用水淀粉勾芡即可。

功效 鸡肉中含丰富的蛋白质、钙、磷、铁、烟酸和维生素C，有利于宝宝的神经系统发育。这道菜鲜嫩适口，很符合孕妈妈的口味。

扒银耳

材料 银耳50克，豆苗100克，盐、料酒、水淀粉、鸡油等各适量。

做法

1. 将银耳用温水充分泡发，去根洗净，用沸水浸泡一下，捞出；豆苗洗净，用沸水焯烫。

2. 锅中放适量清水，加盐、料酒，放入银耳同煮2~3分钟，用水淀粉勾芡，淋上鸡油，翻炒后装入盘内，撒上豆苗即可。

功效 银耳含有多种氨基酸、维生素和糖苷，孕妈妈多食有利于宝宝中枢神经系统的发育，提高孕妈妈的免疫功能。

完美胎教

孕妈妈动动脑，宝宝更聪明

孕妈妈在孕期多动动脑筋，宝宝的大脑同时也会得到开发，变得思维活跃。这并不是要让孕妈妈解数学题或列化学方程式，是用做游戏的方法来锻炼头脑，比如猜谜游戏、填字游戏、魔方、数独游戏、做手工等，既可活跃大脑，又不失乐趣。

数独游戏

其实，数独的前身是中国的"九宫图"。"九宫图"在《洛书》和《易经》当中都有记载。现代所说的数独起源于瑞士，并经过美国人和日本人的改进，形成了现在的形式。数独风靡全世界，现在有很多专门的数独俱乐部、数独论坛，参加人数众多。很多研究者都认为数独是开发智力的最好方式之一。所以，孕妈妈也多多尝试吧。

数独的玩法

1.数独游戏在9×9的方格内进行，这81个小方格被分为9个3×3的方格，被称为区。

2.在这些区中，原本已经填上了一些数字，这些已经填好的数字可以形容为数独的"谜面"。需要填的是余下的空格。

3.每个空格只填1个数字。到最后要保证这9×9的方格中的每个区、每一列、每一行都是1~9这9个数字，且不能重复，即保证每个数字在每一行、每一列和每个区中仅出现一次。

题目（答案见78页）

4	7		6	8		3		
8			4					1
	1		7			4	5	
3	8			2			4	
		2			6	8		
	9			7	4		3	6
	3	8			5		6	
9					7			3
		7		4	8		2	5

搞笑谜语猜猜看答案
（题目见43页）

1.一鸣惊人（一名金人）
2.扬眉吐气（羊没吐气）
3.扬长避短（羊肠必短）
4.挺身而出（挺身而出）
5.脍炙人口（筷至人口）

产检讲堂

第一次正式产检：建档

建档是第一次产检的重头戏

建档就是孕妈妈孕6周之后到社区医院办理《母子健康档案》，然后带着相关证件到你想要在整个孕期进行检查和分娩的医院做各项基本检查，医生看完结果，各项指标都符合条件，允许你在这个医院进行产检、分娩的过程。

一般来讲，这个时候孕妈妈需要确立一家医院建档，整个孕期的检查和分娩都在此进行。一般在第一次检查结束后，医生会根据检查结果确定你是否符合建档的条件，符合条件的就可以成功建档了。

第一次产检需要检查的项目最多

第一次大检查都包括什么呢？主要是称体重、量血压、问诊、血液检查、验尿常规等。

血液检查中包括基本的生化检查、乙肝丙肝筛查、TORCH 全套检查（备孕期发现异常，孕期有发热、皮疹、家有宠物者做该项检查）、监测肝肾功能和测ABO血型、Rh 血型等。尿常规主要是看酮体和尿蛋白是否正常及是否有隐血。

穿方便穿脱的衣服

产检的时候如果想方便一些，应穿宽松衣裤，不穿连体裤袜，条件允许的情况下最好穿裙子，这样内诊时就不会给自己造成太多的麻烦；还要穿一双方便穿脱的鞋子，最好不用弯腰系鞋带的；可以随身带一个小手提包，装上《母子健康档案》、笔、小本子等随用的东西，医生有什么嘱咐可以随时记下来。

 产科专家告诉你

提前了解《母子健康档案》办理流程

《母子健康档案》是医院建档的前提，是为即将添丁的家庭提供一定的保健知识，并记录孕妈妈产前检查和分娩情况的详细档案。以后宝宝的保健和预防接种都需要使用。每个地方对建立《母子健康档案》的规定不一样，一定要提前做好电话咨询。

建档那天会抽七八管血，要求空腹，最好早点去做完检查，吃点东西，避免低血糖的发生。

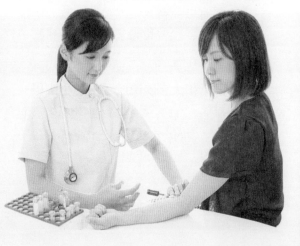

"二孩"妈妈要抚慰大宝的"玻璃心"

怀孕的事儿什么时候告诉大宝

一般来说，在决定要二孩的时候，爸爸妈妈就应该开始做大宝的心理工作了，如果大宝对这件事情的态度并不反感，那么可以在任何你觉得合适的机会将怀上二孩的消息告诉大宝。

如果你事先还没来得及征求大宝的意见，那么也可以先不说怀孕的事儿，而是先测试一下大宝的态度，观察孩子的反应，然后再选择合适的时机告诉大宝这个事实。

如果你是后者，切记一定要在时机成熟的时候尽早告诉大宝关于弟弟妹妹的事情，及早沟通能让孩子有足够的时间缓冲和接受这个事实，更容易取得良好的效果。

跟大宝描绘一下有弟弟或妹妹的好处

告诉大宝即将有一个特别好的玩伴，可以陪自己一起玩耍，一起睡觉；大宝还可以充当二宝的老师，教二宝读诗、画画；二宝长大了会买生日礼物送给大宝等。

经常和大宝谈论肚子中的小宝贝

怀上二孩后，孕妈妈不妨经常和大宝谈论肚子中的小宝贝，通过怀胎十月这一深刻历程，大宝从思想上逐渐接受并习惯家里即将有一个小弟弟或小妹妹的事实，那么后边的事情也变得容易多了。

在与大宝沟通方面，你不妨告诉大宝现在肚子里的小宝宝正在睡觉，或者在大宝吃东西的时候鼓励其给肚子里的小宝宝分一部分。

让大宝跟你一起做胎教

怀上二孩到二孩出生，父母都要更加关爱大宝，不要让大宝觉得爱被夺走。你可以继续坚持每天给大宝读诗、讲故事或者唱儿歌的习惯，并告诉大宝你们现在多了一个小听众，那就是肚子里的小宝宝。经过一段时间的这种亲子互动，相信大宝已经对小宝宝不再陌生。

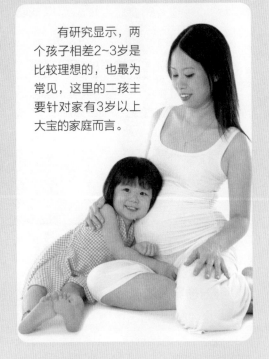

有研究显示，两个孩子相差2~3岁是比较理想的，也最为常见，这里的二孩主要针对家有3岁以上大宝的家庭而言。

孕**3**月
9~12周

小小水中舞蹈家

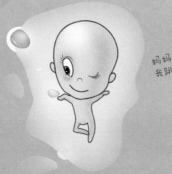

妈妈，
我跳的舞好看吗？

我的小胳膊小腿已经长出来，并能在温暖的羊水中自由摆动了，现在我最喜欢做的就是——带着快乐的心情，和妈妈共同起舞。

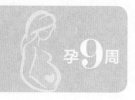

孕9周 告别胚芽期 成为真正的胎儿

宝宝的成长

9周时，胚胎期的小尾巴消失了，已经可以正式称作"胎儿"了。这时胎宝宝的四肢长得非常迅速。宝宝的眼睑开始盖住眼睛，外耳郭也较为明显。手部在手腕处有弯曲，肘关节已经形成，手指长得更长了。两脚开始摆脱蹼状的外表，脚趾开始形成，踝关节、膝关节已经比较明显。虽然在这时候孕妈妈还不能通过B超辨认宝宝的性别，但是宝宝的生殖器官已经在生长了。宝宝的头部比以前更加直挺，脑神经细胞开始形成神经通路。

妈妈的变化

此时孕妈妈体重基本未增加，子宫如拳头般大小，大约是怀孕前的两倍。但乳房更加胀大，乳头和乳晕色素继续加深，腰围增大，这时候需要更换大的胸衣和宽松的衣服。

孕妈妈体内的激素仍在不断分泌（这个月是激素分泌的高峰），和前两个月一样，还是会有恶心、呕吐、心悸、便秘等情况。到这个月的月底，随着激素分泌水平的平稳下降，这些状况将会逐渐缓解。

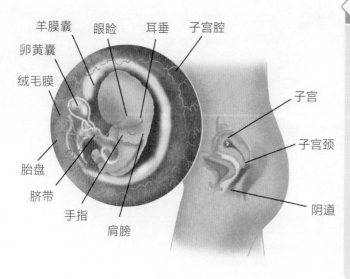

羊膜囊　眼睑　耳垂　子宫腔
卵黄囊
绒毛膜
子宫
子宫颈
胎盘
脐带
手指
肩膀
阴道

✎ 写给爸爸

准爸爸要做好的工作

● 陪孕妈妈买孕妇装，如果孕妈妈脚水肿，要换一双合脚的鞋子。

● 准妈妈可能出现乳房肿胀和妊娠纹，准爸爸可以帮她按摩一下乳房，以减轻肿胀带来的不适感。

● 买张胎教音乐光盘，让胎宝宝多听音乐，多跟宝宝说话，提醒孕妈妈养成良好的生活习惯和饮食习惯。

日常保健

防辐射8大妙招

别让电器扎堆

不要把家用电器摆放得过于集中或是同时使用，特别是电视、电脑、电冰箱不宜集中，以免使自己暴露在超剂量的电磁辐射中。

勿在电脑后逗留

电脑的摆放位置很重要。尽量别让屏幕的背面朝着有人的地方，因为电脑显示器辐射最强的是显示器背面，其次为左右两侧，屏幕的正面反而辐射最弱。接触电脑时可以穿防护服（防辐射背心或防辐射围裙）防辐射。

注意常用电器的摆放和使用

音箱通常距电脑很近，使用时至少和人体保持半米的距离。台式电脑主机的辐射主要集中在后面及侧面，因此千万不要为了散热方便而敞开机箱使用。看电视时，必须离电视3米以上。

用水吸电磁波

室内要保持良好的环境，如舒适的温度、清洁的空气等。因为水是吸收电磁波的最好介质，所以可在电脑的周边放几瓶水。

减少待机时间

当电器暂停使用时，最好不让它们长时间处于待机状态，因为此时可产生较微弱的电磁场，长时间也会产生辐射积累。

及时洗脸洗手

电脑荧光屏表面存在大量的静电，能使聚集的灰尘转移到脸部和手部等皮肤裸露处，时间久了，易发生斑疹、色素沉着，严重者会引起皮肤病变等，因此在使用电脑后应及时洗脸洗手。

补充营养

电脑操作者应多吃胡萝卜、白菜、豆芽、豆腐、红枣、橘子、牛奶、鸡蛋、动物肝脏、瘦肉等食物，以补充人体所需的维生素A和蛋白质。还可适当喝些淡茶水，茶叶中的茶多酚等活性物质有防辐射的作用。

接手机别性急

手机在接通瞬间及充电时通话，释放的电磁辐射最大，因此最好在手机接通一两秒后进行通话。充电时不要接听电话。

 产科专家告诉你

照B超一般不会伤害胎宝宝

B超不存在电离辐射和电磁辐射，是一种声波传导，对人体组织没有什么伤害，一般来说，如果不是频繁地、长期地照B超就不会伤害到胎宝宝。

营养饮食

推荐几道止呕开胃菜

第9周的孕妈妈食欲往往不佳，易偏食、呕吐等，这时应在不影响营养的情况下，尽量满足自己的口味喜好。早餐可以食用牛奶、鸡蛋和淀粉类食品，如包子、馒头、饼干之类。午餐应作为一天内的主餐，营养要丰富，除主食外，配以肉类、蛋类、蔬菜及植物油等。晚餐宜选择清淡、易消化、营养充分的食物。在两餐间可食用牛奶、果汁及水果等。

下面几款简单易做的菜，止呕效果非常好，能让孕妈妈胃口大开，还特别有营养，让宝宝更好地成长。

豆芽椒丝

材料 青椒、红椒各50克，绿豆芽100克。

调料 白糖5克，盐2克，醋8克。

做法

1. 绿豆芽择洗干净，入沸水中焯透，捞出，沥干水分，晾凉；青椒、红椒洗净，去蒂去子，切丝。
2. 将绿豆芽、青椒丝、红椒丝一起放入盘中，加盐、醋、白糖拌匀即可。

功效 青椒、红椒、绿豆芽都含有丰富的维生素C，常食有利于减轻孕吐症状。

菠菜炒鸡蛋

材料 菠菜100克，鸡蛋2个，葱丝、盐、植物油各适量。

做法

1. 将菠菜洗净，切成3厘米长的段，用沸水稍烫一下，捞出，沥干水分。
2. 鸡蛋打散，放入油锅中炒熟盛盘。
3. 锅中放入油烧热后，用葱丝炝锅，然后倒入菠菜，加盐翻炒几下，再将炒熟的鸡蛋倒入，翻炒均匀即可。

功效 菠菜富含多种维生素、锌、磷等营养素，是热量低、高纤维素、营养丰富的蔬菜，能清肠开胃，缓解早孕反应。

丝瓜瘦肉汤

材料 丝瓜250克，瘦猪肉200克，蜜枣、味精、盐少许。

做法 丝瓜切块，瘦猪肉切片备用；锅内放适量水，放入丝瓜块、瘦肉片、蜜枣后烧滚，然后慢火煲至肉熟，用盐、味精调味，即可食用。

功效 可清热利肠、止呕除烦，尤其适合孕妇夏季食用。

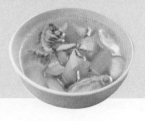

孕10周 安全地待在小家里

宝宝的成长

到孕10周末，妈妈和宝宝已经度过了最危险的流产易发期，宝宝从胚胎变成了胎儿，已经相对安全地待在自己的小家里了。

此时宝宝的身长只有一个金橘的大小——从头到臀的长度约2.5厘米，重量不到7克。宝宝的大脑发育非常迅速，头仍然明显大于身体，眼睛和鼻子清晰可见，眼皮开始黏合在一起，到27周才能完全睁开。此外，微小的牙蕾正在牙龈中形成。宝宝的手腕和脚腕已经发育完成，手指和脚趾清晰可见，手臂更长而且肘部变得更加弯曲。宝宝的生殖器官已经在生长了，但现在还不能辨出性别。

宝宝的手和脚现在已经可以做出许多的动作，尽管这些动作有些稚嫩。

妈妈的变化

到了第10周，孕妈妈的情绪会波动很大，原本开朗的性格会变得多愁善感，刚刚还是晴空万里，转眼就变成乌云密布，有的孕妈妈还会为一些小事而伤心落泪。这些情绪变化都是很正常的，从某种程度上来讲，会持续整个妊娠期。孕妈妈不必为这些变化担心，这是正常的妊娠反应，是孕期雌激素作用的结果。

产科专家告诉你

孕妈妈站立和上台阶须知

孕妈妈站立时，两脚最好是一前一后，不要并齐靠拢，也不要站立太久。

孕妈妈要避免下腹或腰部用力，上台阶或楼梯时，先前脚尖着地，再脚掌落地，注意不要摔倒。

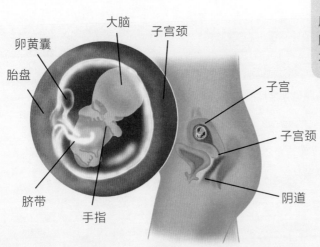

卵黄囊　胎盘　大脑　子宫颈　子宫　子宫颈　阴道　脐带　手指

日常保健

6种方法缓解孕吐

怀孕9～12周，是孕吐最为严重的一段时间，准爸爸看在眼里，痛在心里。这时准爸爸不要因为束手无策而显得慌乱，可以通过一些办法去支援一下孕妈妈，孕妈妈无论在心理还是身体上，都会觉得舒服很多。可以参考的做法有：

1.每天保持高蛋白质、高钙的膳食，亲自下厨，家人可以为孕妈妈烹调她喜欢的食物。

2.多喝流质，特别是牛奶。可以准备一个大水壶放在床边，同时还要避免喝咖啡，因为咖啡会使身体脱水。

3.孕妈妈要避开那些让自己产生恶心的场景或者气味，而且油腻和辛辣的食物也要尽量避免。

4.每天少食多餐，最好是每隔两至三个小时吃一顿。

5.采取这样的办法减轻晨吐：早晨起床，先喝一杯温开水，吃些食物，之后躺在床上休息20分钟左右再起床工作。

6.可以放一些小饼干等零食在手边，因为孕妈妈会随时需要一些食物，但尽量选择一些低脂肪、低盐、低糖的。

类别	推荐食材
饮料	柠檬汁、苏打水
奶类	如果不爱喝鲜奶，可以喝酸奶
肉蛋类	瘦肉、鱼类、鸡蛋等，以清炖、清蒸、水煮、水煎为主，如水煎蛋、清蒸鱼，不要采用红烧、油炸、油煎等味重、油腻的方法
谷类	面包、麦片、绿豆大米粥、八宝粥、玉米粥
蔬菜	各种新鲜的蔬菜，最好是凉拌、素炒、醋熘
水果	适量多吃，梨、香蕉、草莓、芒果、冰糖橙尤其适宜
其他	生姜（姜茶或口含姜片）、瓜子、海苔、花生等

产科专家告诉你

准备呕吐袋，避免孕吐尴尬

怀孕前3个月，妊娠反应比较强烈，可以在办公桌上准备几个深色的塑料袋，万一突然觉得不舒服，又来不及往卫生间跑，就可以迅速抓起手边的塑料袋吐在里面，但要记得处理好用过的塑料袋。

孕期运动

伸展运动

　　伸展运动适合怀孕的任何阶段，可以作为锻炼前的准备动作和锻炼后的恢复动作，能增强心肺功能，缓解孕期头痛、抽筋等不适症状。在做伸展运动时，以身体稍微感到牵拉为度，避免过度拉伸。

腿部伸展

　　两脚稍微分开，右脚后退一步（如图1），左膝稍弯曲。压右脚跟，上身稍微向前倾斜（如图2），直到右腿肚有牵拉的感觉，然后复原。左右交换伸展，重复练习几遍。

向上伸展

　　左腿站立，右腿自膝盖处弯曲，把右腿抬至左侧大腿上，左手向上伸直，右手放在左腿上（图3），再慢慢将右手向头部抬起，双手合十（如图4）。坚持10秒钟，再换方向重复练习几遍。

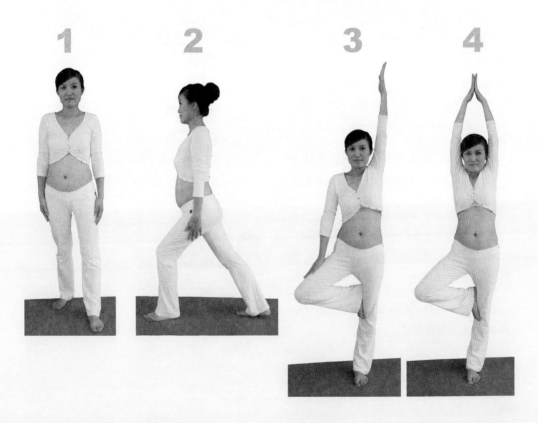

营养饮食

妈妈补好钙，宝宝更健康

钙是牙齿和骨骼的主要成分，能够维持神经、肌肉的兴奋，有助于血液保持一定的凝固性，是体内许多重要酶的激活剂。

孕妈妈如果缺钙，容易并发妊娠高血压综合征，甚至导致骨质钙化、骨盆畸形而诱发难产。宝宝也容易发生骨骼病变，如生长迟缓、佝偻病及新生儿脊髓炎等。但需要注意，孕妈妈补钙不要过量，否则易造成宝宝脑部发育障碍。

中国营养学会推荐的钙每天摄取量为800毫克。孕中晚期以后，为保障宝宝骨骼的正常发育，又不动用母体的钙质，孕妈妈每天需要补充960毫克钙质。

一般来说，奶和奶制品中的钙含量丰富且吸收率高，虾皮、芝麻酱、大豆及其制品是钙的很好来源，深绿色蔬菜如小萝卜缨、芹菜叶、雪里红等含钙量也比较多，小鱼干及大骨汤（大骨剁开，加点醋，能促进钙质溶解到汤中）也是钙质的良好来源。

鱼头豆腐汤

材料 嫩豆腐2盒，鲜鲢鱼头600克，盐、米酒、醋、姜片、葱段、白糖、胡椒粉、香菜、高汤、植物油各适量。

做法
1.鱼头洗净，从中间劈开，再剁成几大块，用厨房纸吸去水分；豆腐冲洗，切成厚片。
2.锅中倒油烧热，放入鱼头块煎3分钟至表面微黄后加适量高汤烧开，然后加醋、米酒煮沸，随后加入葱段、姜片和豆腐炖20分钟，待汤至奶白色，调入盐和白糖，加上白胡椒粉和香菜段即可。

功效 鱼头和豆腐都含有卵磷脂，对宝宝大脑发育有益。

紫菜虾皮汤

材料 紫菜100克，虾皮50克，盐、味精、香油各适量。

做法
1.紫菜剪开；虾皮洗净。
2.锅中倒入适量水烧开，放入紫菜煮开，再加上虾皮略煮，加盐、味精调味，滴上香油即可。

 产科专家告诉你

选择合适的补钙时间。血钙浓度在后半夜和早晨最低，睡前半小时补些钙，能提高吸收率，最好在这个时间喝一杯牛奶来补充钙质。

完美胎教

准爸爸讲笑话，妈妈宝宝齐欢乐

准爸爸在胎教中的作用可是不能小看的，平时可以多讲些笑话让妈妈高兴、舒心，这很容易调动起宝宝的情绪。

准爸爸也可以给妈妈出一些简单的谜语，让孕妈妈在动脑子的同时收获到快乐。需要注意的是孕妈妈不要大笑，因为宝宝会对孕妈妈的大笑感到不安。以下是一些简短的笑话可供参考：

物归原主

诊所门前坐着两个小男孩。
护士问："小朋友，你哪儿不舒服？"
"我吞下了一个玻璃球。"
"那你呢？"护士问另外一个。
"那个玻璃球是我的。"

绿脸蛋

姐姐："吃点菠菜，会让你脸上添点颜色。"
妹妹："谁稀罕绿脸蛋。"

妈妈

幼儿教师："请小朋友形容一下自己的妈妈。"
甲："妈妈脸上的雀斑像天上的星星那么多。"
乙："妈妈的眼睛像爸爸的皮鞋尖一样又黑又亮。"
丙："我像爱小花猫那样爱我的妈妈。"
丁："妈妈打扮得有点像圣诞树。"

 产科专家告诉你

准爸爸要让胎宝宝多听听自己的声音

准爸爸的声音对胎宝宝有着特殊的吸引力，所以，空闲下来的时候，准爸爸应该积极地让胎宝宝听一听自己的声音，努力使两人之间熟悉起来，培养与宝宝更加深厚的感情。在怀孕期间，如果准爸爸坚持不懈地与胎宝宝交谈，胎宝宝出生后就能分辨出父亲的声音。

搞笑谜语猜猜看：
（打一成语，答案见32页）
1.一个人被刷成金色
2.羊屏住了呼吸
3.羊的肠子一定很短
4.孕妈妈出门
5.用筷子夹食物放到嘴里

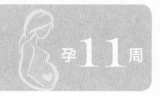

孕11周 伸伸手、皱皱眉，我都会了

宝宝的成长

进入怀孕第11周，宝宝的身长可达4~6厘米，体重约达14克，宝宝的成长速度在这周越发惊人。宝宝的骨骼细胞发育加快，肢体加长，随着钙的沉积，骨骼变硬。宝宝的手指甲和绒毛状的头发已经开始出现。一些维持宝宝生命的重要器官如肝脏、肾、肠、大脑和呼吸器官都已经开始工作。心脏开始向内脏器官供血，并通过脐带与胎盘进行血液交换。宝宝的脊柱轮廓已经清晰可见，脊神经开始生长。

宝宝开始能做吸吮、吞咽和踢腿等动作，能伸伸手、皱皱眉了，还可以把拇指放进嘴里，有时候也会喽他的大脚趾，然后逐渐喽他的小脚趾。

妈妈的变化

孕11周的妈妈会注意到自己的头发、指甲（趾甲）出现了某种变化，一些幸运的孕妈妈会发现自己的头发增多了，指甲长快了，另一些孕妈妈则发现头发变少了。

孕妈妈还会发现在腹部出现一条深色的竖线，这就是常说的妊娠线，也许有些孕妈妈面部也会出现褐色的斑块，但不必太担心，这些都是怀孕带来的一些生理性特征，随着分娩的结束，斑块会逐渐变淡或消失。同时在这一时期，孕妈妈的乳房会更加膨胀，乳头和乳晕的颜色加深，阴道也有乳白色的分泌物出现。

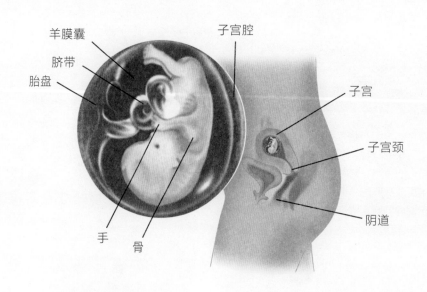

羊膜囊　脐带　胎盘　子宫腔　子宫　子宫颈　阴道　手　骨

日常保健

孕妈妈防痘有妙招

怀孕时，受激素的影响，皮肤的皮脂腺分泌量会增加，这是一种正常的生理现象。很多孕妈妈脸上会变油，鼻子会变大。还有一部分孕妈妈的脸上，甚至前胸、后背会因为毛孔阻塞、细菌增生而产生烦人的青春痘。

去痘的妙招

1.清洁很重要。孕妈妈要保持脸部和全身的清洁，使用适合自己肤质的洗面奶洗脸。在洗脸时，可以轻轻按摩患处，起到疏通毛孔的作用。

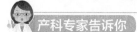

产科专家告诉你

孕妈妈应该慎重使用化妆品和日用品，下面这些物品孕妈妈最好不要使用。

1.染发剂。染发剂不仅有可能导致皮肤癌，还有可能引起乳腺癌和宝宝畸形，孕妈妈应该禁用。

2.冷烫精。孕妈妈的头发非常脆弱，也容易脱落，如果再用冷烫精烫发的话，更会加重头发的脱落，还会影响胎宝宝的正常生长和发育。

3.口红。口红是由各种油脂、蜡质、颜料和香料组成的，这些成分容易吸附空气中对人体有害的各种重金属元素。孕妈妈涂抹口红后，空气中的有害物质容易吸附在嘴唇上，在说话和吃东西时随着唾液侵入体内，会危害宝宝的健康。所以，为了宝宝健康，孕妈妈别抹口红。

2.调整饮食结构，多食蔬果，少吃油炸、高热量和辛辣的食物。在怀孕期间，青春痘长得厉害的孕妈妈在坐月子时，也不要吃过于油腻的食物。

3.避免化妆品使用不当。化妆品使用不当会引发青春痘，或是让青春痘恶化。不少孕妈妈为了掩饰脸上的青春痘，会涂抹厚厚的粉底。实际上，这样做只会让毛孔堵塞得更加严重。

4.调节好心情。孕妈妈应保持心情愉快、睡眠充足，紧张和烦恼的情绪越多，青春痘会越严重。

5.青春痘不要挤捏。脸上和背上的青春痘不要用手挤捏，以免受伤造成细菌的二次感染，或是留下永久性的瘢痕。

6.化妆品要安全无危害。孕妈妈可以将目前正在使用的外用药品、保养品和化妆品给皮肤科医生过目，请医生判断是否和青春痘有关联。

7.最好能配合医生的建议按时治疗，这样才能使青春痘得到控制。

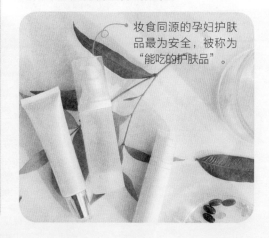

妆食同源的孕妇护肤品最为安全，被称为"能吃的护肤品"。

营养饮食

孕妈妈保证热能充足很重要

孕妈妈在怀孕期间，需要消耗很多热能，且会随着宝宝的长大而逐渐增加。此时，如果孕妈妈摄入的能量不足，就会消耗自身存储的糖原和脂肪，随后就会出现消瘦、没有精神、皮肤干燥、抵抗力下降等症状，严重的还会导致骨骼肌退化等。此外，孕妈妈摄入的热能不足，还会对宝宝的智力发育和生长发育产生不良的影响。

孕妈妈需要的热能主要来自蛋白质、脂肪和碳水化合物。而热能的供给按营养素来源应有适当的比例，蛋白质、脂肪和碳水化合物应分别占摄入食物的15%、20%、65%。日常的主食中所含的碳水化合物比较丰富，肉松、奶粉、牛奶、酸奶等含碳水化合物也比较丰富。含蛋白质丰富的食物有鱼、肉、奶、蛋、禽和豆类以及豆制品。脂肪多存在于油脂和肉类中。

鱼头冬瓜汤

材料 鱼头1个，冬瓜100克，植物油、葱段、姜片、盐、鸡精、料酒、胡椒粉等各适量。

做法

1. 将鱼头刮净鳞，去鳃片，洗净，在两边各刮两刀，放入盆中，抹上精盐；冬瓜去皮、瓤，洗净，切片。
2. 锅中倒油烧热，将鱼头沿着锅边放入，煎至两面发黄，烹入料酒，加盖略焖，加盐、葱段、姜片、清水，用大火烧沸，盖上锅盖，用小火焖20分钟。
3. 待鱼眼凸起，鱼皮起皱，汤汁呈乳白色而浓稠时，放入冬瓜，加少许鸡精、胡椒粉烧沸即可。

功效 这道菜含丰富的优质蛋白质、脂肪、钙、磷、铁和锌，孕妈妈多食能补充热能和营养，对宝宝的大脑和神经系统发育有益。

葱爆牛肉

材料 牛里脊肉500克，大葱350克，香油、料酒、酱油、姜丝、胡椒粉、鸡精、米醋、白糖、植物油等各适量。

做法

1. 将牛里脊肉洗净，剔去筋膜，顶着肉纹切成大薄片，加料酒、酱油、胡椒粉、鸡精、白糖、姜丝抓匀，再用香油拌匀；大葱去根和黄叶，洗净，切丝。
2. 锅置火上，倒油烧热，下牛里脊片和葱丝，迅速炒至肉片断血色，滴上米醋再翻炒片刻，起锅装盘即可。

功效 牛肉中蛋白质的含量比较高，但脂肪含量低，适合孕妈妈食用来调节相应比例的营养素，补充热能。

产科专家告诉你

豆制品特别是豆腐，含有的蛋白质较高，且软嫩适口，容易消化吸收，孕妈妈应该多食。

产检讲堂

孕11~13 周，需做早期排畸检查

　　早期排畸检查是指测量"NT"值，判断唐氏儿的概率。NT 检查指的是胎宝宝颈后透明带扫描，是评估胎宝宝是否有唐氏综合征的一个方法。通常在孕11~13 周+6 天进行，主要是通过超声扫描来完成。医生认为颈后透明带大于3 毫米即为异常。

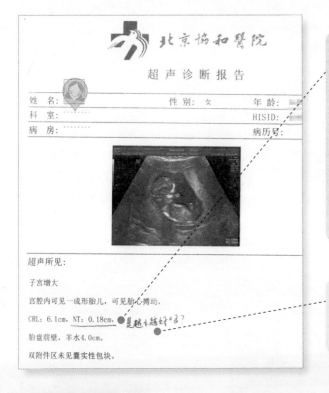

结果显示 NT 值为 0.18 厘米

NT值是指颈项透明层厚度，用于评估唐氏综合征的风险，就是早期唐筛。一般来说，只要NT的数值低于3毫米，都表示胎儿正常，无须担心。而高于3毫米则要考虑唐氏综合征的可能。孕期一定要做好唐氏筛查，若出现异常，还需做羊水穿刺的检查，以进一步排查畸形。

NT值并不是越小越好，只要在参考范围内，不要高于或过于接近临界值，都是正常的。

NT检查注意事项

　　1.NT（颈后透明带扫描）检查属于B超检查项目，不需要抽血检验，进食和饮水都不会影响检查结果，因此在此检查前不需要空腹。

　　2. 由于孕11 周前胎宝宝过小，难以观察颈后透明带，而孕14周后胎宝宝逐渐发育，可能会将颈项透明层多余的体液吸收，影响检测结果，因此孕妇最好在怀孕11~14周内去做NT，以免出现检查结果的不准确。

　　3. 做NT最好提前预约，一般在孕11 周前就可以开始和医院预约时间以便排期。不要在孕13周才去预约，如果排队时间过长，超过合适的孕周才去做NT会影响检测结果的准确率。

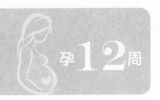

孕12周 妈妈能听到我的心跳了

宝宝的成长

到了第12周，孕妈妈在看医生时，可以借助多普勒等特殊仪器来放大宝宝的心跳声，这时候孕妈妈能清晰地听到宝宝的心跳了。

宝宝从头到脚更像人的模样了，各个器官，尤其是脑仍在继续发育。手指和脚趾已经分开，毛发和指甲正在生长。骨头继续硬化。生殖器官开始呈现出性别特征。声带正在形成，位于大脑底部的垂体开始产生激素。到了第12周，宝宝维持生命的器官开始工作，如肝脏开始分泌胆汁，肾脏分泌尿液到膀胱等。

宝宝会做许多令人惊喜的动作了，如移动胳膊、手指和脚趾，微笑，皱眉，踢腿，打哈欠等，这时的胎宝宝比较调皮好动。

妈妈的变化

孕妈妈到了12周，基本摆脱了怀孕初期情绪波动大、身体不适等症状的困扰，同时发生流产的概率也大大降低。妈妈的肚子开始变大，乳房也明显增大，有时还会有酸胀感，腿部变粗，身体两侧也较从前胖。孕妈妈的皮肤在这时也会发生改变，多数孕妇腹部正中线皮肤颜色显著加深，或者有黑褐色色素沉着。

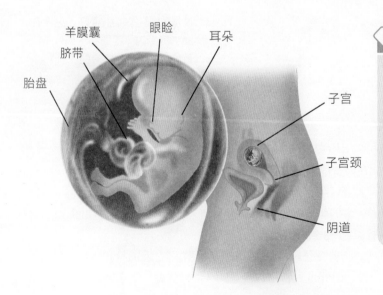

羊膜囊　　眼睑　　耳朵
脐带
胎盘
子宫
子宫颈
阴道

写给爸爸

对妊娠反应严重的孕妈妈，准爸爸要理解，为她准备能够接受的食物。如果孕妈妈喜欢吃腌制食物，要注意控制食用量。另外，甜食、油炸、膨化、熏烤等食物就不要吃了，更不能当做零食经常吃。

日常保健

孕妈妈要远离这些工作岗位

有的孕妈妈在工作的过程中会接触某些化学毒物，有些化学毒物会对妈妈和胎宝宝的健康产生严重危害，非常容易造成宝宝的先天畸形。

下面的岗位孕妈妈应尽量远离：

1.经常接触含镉、甲基汞等重金属化工产品的工作岗位，这些物质会增加孕妈妈流产和死胎的危险，其中甲基汞容易导致宝宝中枢神经系统的先天疾患。

2.经常接触铅的岗位，因为铅和宝宝的智力低下有非常密切的关系。

3.接触二硫化碳、二甲苯、苯、汽油等有机物的岗位，这些物质容易增高流产的发生率。其中二硫化碳和汽油还容易引发妊娠中毒症。

4.从事氯乙烯加工和生产的岗位，会使宝宝发生先天痴呆的概率增加。

职场孕妈妈营造舒适的办公环境

孕妈妈可以在办公室做一些简单的布置，营造一个更加舒适的工作环境，因为每一点微小的变化都会让孕妈妈的心情愉悦起来。

1.把脚放舒服。孕妈妈可以在办公桌下面放个鞋盒当做搁脚凳，还可以准备双拖鞋，在需要的时候换上。

2.穿舒适的衣服。可以选择适合孕妈妈的长裤或宽松舒适的连衣裙。最好选择弹性大的面料，坐下或站起时都会比较方便。

3.可以向其他有经验的同事寻求帮助。

4.多喝水。在办公桌上准备一个稍微大点的水杯，随时添满你的杯子。

5.调整好桌椅的高度。在计算机前工作的孕妈妈容易患腕管综合征，最好将座椅调整到尽可能舒适的高度。

6.学会减压。如果工作的压力太大，就应该尝试采用如深呼吸、舒展肢体、做短距离散步等方法来缓解压力。

7.坦然接受别人的帮助。如果同事小心照料你，应该愉快地接受。在你的人生旅途中，这是特殊时期，可以欣然地接受别人的帮助。

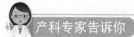

产科专家告诉你

带块小毯子，随时注意保暖

夏天，如果办公室的空调温度太低，要记得用小毯子搭在身上，以避免受凉；冬天将小毯子盖在腿上或披在身上，更能防寒保暖。

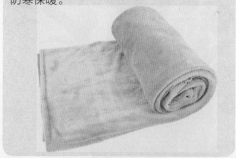

营养饮食

长胎不长肉，应该怎么吃

为两个人吃饭≠吃两个人的饭

胎宝宝主要通过胎盘从母体吸收养分，因此孕妈妈的营养直接关系胎宝宝的发育情况，注重饮食营养意义重大，可以说是一人吃两人补，但这里的为两个人吃饭不等于吃两个人的饭，孕期饮食要重质量、重营养均衡，而不是一味地加量。

孕早期饮食，数量不一定要多，但种类要多

孕早期的饮食应注意食物的多样化，分量可以不多，但为了保证营养的全面，饮食的种类要丰富多样。

有呕吐反应的孕妈妈，可以通过少食多餐的方式来进行多种类食物的摄取，以免呕吐等妊娠反应引起营养缺乏，同时应注重补充B族维生素，有助于改善呕吐现象。

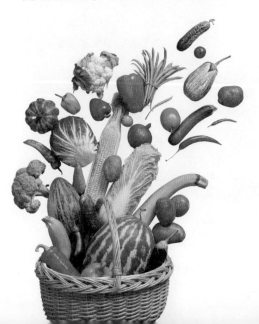

而没有妊娠反应的孕妈妈，食物的分量也不必增加太多，跟孕前保持相当的水平即可，但种类要尽可能的丰富多样，孕早期体重不宜增加太多，以免增加后期控制的难度。

餐餐不过饱

孕妈妈吃饭千万不要吃到撑，可以每顿少吃一点，而额外多加几顿，这样多次少量就可以了，这种方式使得总量是一定的，不要试图把一天的营养通过三顿饭吃下去，你可以变成五顿或者六顿来吃，这样就轻松愉快多了。

细嚼慢咽能避免吃撑

细嚼慢咽能促使唾液分泌量增加，而唾液中含有大量消化酶，可在食物进入胃之前对食物进行初步的消化，有利于对胃黏膜的保护。细嚼慢咽可使食物进入肠胃的速度变慢，能使大脑及时发出吃饱的信号；如果进食过快，当大脑发出停止进食的信号时，往往已经吃得过饱，容易导致热量摄入过多，从而引起肥胖。

体重增长过快要减少热量摄入

体重超标的孕妈妈要考虑减少碳水化合物的摄入，用蔬菜和水果来补充。为预防碳水化合物摄入过度，孕妈妈可以在进餐时先进食蔬果，将碳水化合物含量丰富的谷类等食物放到后面。此外，不要吃太多的甜食。但是，体重超标的孕妈妈千万不能用节食的方法控制体重，否则对孕妈妈和胎宝宝的健康都有不利影响。

完美胎教

好习惯+暖暖爱意，宝宝一定感受到

在宝宝出生前的几个月，妈妈和宝宝的生活节奏及反应都是相互吻合的 。早睡早起的孕妈妈生出来的宝宝同样习惯早睡早起，由此可见，孕妈妈养成健康的生活方式是非常重要的。

但需要注意的是，生活方式是不能强制的。斯瑟蒂克是世界上最成功的胎教案例之一，当她心情焦躁，感到不愉快或生气的时候，即使到了规定的时间，也不会对宝宝进行强制性的胎教。通常在这个时候，斯瑟蒂克总是耐心等待着，一直到自己的心情恢复得如同黎明前的湖泊一样平

静。斯瑟蒂克会通过到院子里摘花、放自己喜欢的音乐或给朋友打电话等方式来缓解心中的不愉快。

因此，有规律的生活尽管非常重要，但首先要有爱意，不要在特殊的情况下强制进行。单从睡眠方面来说，习惯是可以逐渐养成的，如果要妈妈和宝宝建立智力和精神方面的纽带，需要在培养良好习惯的同时，对宝宝倾注爱心。

居室温馨，孕妈妈更有爱心

整洁、温馨的居家环境可以让孕妈妈心情舒畅，进而更有利于胎宝宝健康地成长发育。在布置得非常优美的居室里，孕妈妈可以发展自己更广泛的兴趣，例如种一些花草，喂养漂亮的小鱼等，这些都能让你成为更加平和温柔的妈妈。花点心思把自己的居室装扮一下，打造一个优美、舒适的居住环境也是一种放松心情、释放对宝宝浓浓爱意的方式。

准爸孕妈读读诗

准爸孕妈在散步或休息时，不妨吟诵美丽的诗句，让胎宝宝多接触到一些诗歌中所蕴含的自然之美。例如，王维的诗歌造诣很高，被称作是"诗中有画，画中有诗"，可以多多欣赏这些诗画合一的佳作。

专家提示

伟大人物的胎教

周文王是周朝的奠基人物，他的母亲太任诚实又端庄，其品德闻名于天下。传说太任怀上文王后，一直坚持做到两眼不看丑恶的东西，两耳不听刺耳的声音。

苏格拉底的母亲在怀上苏格拉底后对文学产生了极大的兴趣，阅读了大量的书籍。这也是苏格拉底，一个在人类历史上留下不可磨灭足迹的哲学家诞生的最初根源！

莫扎特的母亲在怀孕后，一直保持着对音乐的热爱。每天都花大量的时间在欣赏音乐上，因此，莫扎特成了拥有非凡能力的音乐天才。

直面胎停育

什么是胎停育

如果把受精卵比喻成一颗种子，当种子无法发芽，不能继续生长时，就是胚胎停育，简称胎停育。B超检查表现为妊娠囊内胎芽或胎儿形态不完整，无胎心搏动。

引起胎停育的原因有很多，常见有胚胎染色体异常，母体内分泌失调，生殖器官疾病，免疫性疾病等。胎停育后会引起流产，表现为下腹痛、阴道不规则出血等症状。

出现哪些情况要警惕胎停育

如果发生胎停育，早期症状可能出现阴道出血，白带呈暗红色血性；随症状逐渐加重可能出现下腹疼痛，直接排出胚胎的流产状况。

有的人没有初期迹象，直接出现腹痛、流产，甚至有人毫无察觉，通过B超检查才发现胚胎停止发育。

确定胎停育后怎么做

确诊为胎停育后，要尽快终止妊娠，并做流产绒毛细胞染色体检查。如果就医比较方便，也可以先观察几天，等待胎儿自然流产，自然流产发生后要尽快前往医院，以免大出血，并且要做产后B超检查以确认是否完全流干净了。

有胎停育史的孕妈妈需要注意什么

有胎停育经历的女性，在备孕阶段父母双方就应该开始吃叶酸或复合维生素，以提高精子和卵子的质量。一旦发现停经，应到医院做一些相关检查，如查血HCG和黄体酮的值，监测胚胎的发育情况等，同时注意不要剧烈活动，保持愉快的心情。

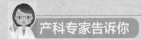 产科专家告诉你

如何根据胎心判断胎停育

胎心搏动就是胎儿的心跳，原始胎心管搏动，一般出现在6~7周，但是如果考虑到根据末次月经计算孕周有误差的情况，可将胎心出现的时间延迟2周来考量。如果有阴道流血和腹痛等异常状况，妊娠8周还没见到胎心搏动者，就要引起重视了，可能是胎停育。

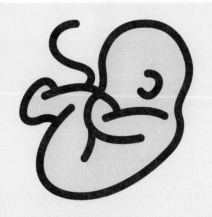

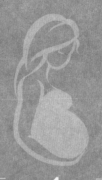

停不住的打嗝

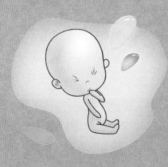

妈妈，我会打嗝了！

我在偷偷地背着妈妈打嗝呢，不是不好意
思，而是因为我的气管里都是流动的液体，
妈妈听不到！等到我学会呼吸了，第一个让
妈妈知道。

孕13周 能通过皮肤的震动来"听"声音了

宝宝的成长

宝宝的脸部看上去和成人更加接近了。眼睛开始在头部的侧面长出来，并且逐渐靠近脸部，两只耳朵位于头侧的正常位置。

宝宝的反射能力开始增强，神经元迅速增多，神经突触形成。手指开始能与手掌握紧，脚趾和脚底也可以弯曲，眼睑仍紧紧闭合。孕妈妈如果用手在腹部碰触，宝宝就会蠕动起来作出回应，但孕妈妈这时还感受不到宝宝的具体动作。

妈妈的变化

到了13周，孕妈妈的子宫充满了骨盆并且开始不断向上生长进入腹腔，这时孕妈妈会觉得宝宝像是一个软软的、光滑的小球。

宝宝在孕妈妈体内迅速生长，孕妈妈的体重开始增加，腰部变粗，衣服变得不再合身。这一时期，孕妈妈适宜穿着宽松、舒适的衣物。

有时候，孕妈妈会感觉到皮肤瘙痒，这是妊娠期间的一种常见症状，皮肤上没有肉眼可见的肿块或损害，可以用薄荷醇或樟脑丸来缓解症状，一般不需要其他治疗。妊娠线依然存在，随着妊娠期乳房的变化，可以看到孕妈妈皮下的血管。

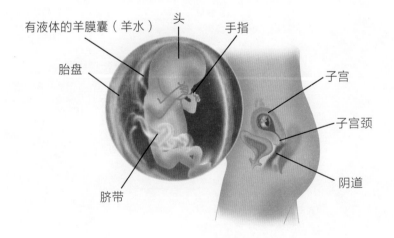

有液体的羊膜囊（羊水）　头　手指
胎盘
子宫
子宫颈
阴道
脐带

日常保健

孕妈妈路上安全是非常重要的

怀孕时期，孕妈妈为了宝宝和自身的健康及安全，应该尽量减少外出的次数。在不得不外出时，要特别注意行路中的安全问题。应该选择合适的交通工具，计算好恰当的出行时间，保护好自己和腹中的宝宝。

骑自行车的孕妈妈须知

孕早期和中期，孕妈妈如果骑自行车上下班，只要时间不太长，就是比较安全的。但要注意以下几点：

1.孕妈妈最好不要骑带横梁的男式自行车，以免上下车不方便。

2.自行车的车座上可以套个厚实柔软的棉布座套，调整座位的倾斜度，让后部稍微高一点。

3.在骑车的过程中，动作不要太剧烈，否则容易形成下腹充血，导致早产、流产等。

4.骑车时，车筐内和后座上携带的物品不要太沉。

5.孕妈妈不要上太陡的坡或是在颠簸不平的路上骑车，这样容易对孕妈妈的阴部造成损害。

6.妊娠后期，孕妈妈要避免骑车，防止羊水早破。

孕妈妈乘公共汽车须知

孕妈妈乘坐公交车是最经济、最安全的选择。但需要注意的是，乘车时间要避开上下班的乘车高峰期，这样可以避免因为空气质量差而加重恶心、呕吐等症状，也可以避免拥挤对孕妈妈的身体健康造成的不利影响。

孕妈妈最好选择比较靠前的座位，因为公交车的后部比前部颠簸得厉害。

孕妈妈步行上下班须知

有的孕妈妈工作单位与家的距离不远，步行就能到达工作的地点。这个时候也需要孕妈妈多加小心。

每天清晨步行上班时，能呼吸到新鲜的空气。下班时的步行能缓解一天的疲惫情绪，还能通过步行产生适度的疲劳感，对睡眠也非常有利。

但是，孕妈妈步行的时候要注意，不能走得太急、太快，要避免身体受到比较大的震动，保护妈妈宝宝两个人的健康。

 产科专家告诉你

孕妈妈安全驾车注意事项

习惯开车的孕妈妈为了方便而不改换别的交通工具，这也是可行的。以下介绍几条驾驶安全注意事项。

1.控制开车节奏。孕妈妈在开车的过程中应避免紧急制动、紧急转向。

2.慎开新车。新车中含有一些对胎宝宝不利的气味。

3.空调温度保持在26℃。不太热时，可以关掉空调，打开车窗，吹吹自然风。

4.长发梳起来。

5.及时除臭杀菌。

营养饮食

孕妈妈合理补充维生素很重要

维生素是人体内含量甚微的有机物质，虽不能提供热量，也不能构成人体细胞成分，但对维持人体正常的生理功能有重要作用，如同润滑剂。如果孕妈妈缺乏维生素，其他的营养素将将无法发挥相应的功效。对孕妈妈尤为重要的维生素主要有维生素A和维生素C。

维生素A能保持孕妈妈皮肤的健康，增强膀胱、肾脏、肠、支气管和阴道的抗感染能力。此外，还能促进宝宝的视力发育和骨骼成长。维生素C能促进铁的吸收，预防妈妈和宝宝贫血，还能帮助孕妈妈增强皮肤弹性，预防妊娠斑。

富含维生素A的食物有牛乳、鸡蛋、鱼类、动物的肝脏等；富含维生素C的食物是各类水果和蔬菜，常见的水果中以猕猴桃的维生素C含量较高。

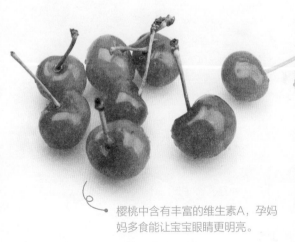

樱桃中含有丰富的维生素A，孕妈妈多食能让宝宝眼睛更明亮。

干贝圆白菜

材料 圆白菜250克，干贝适量，葱段、姜丝、盐、白糖、鸡精、植物油各适量。

做法

1. 干贝洗净，放入温水中浸泡15分钟，取出沥水后切碎；圆白菜洗净，切碎。
2. 锅内倒植物油烧热，放入葱段、姜丝煸炒出香味，放入干贝翻炒，放入圆白菜炒至发蔫，加盐、白糖、鸡精调味，出锅即可。

功效 圆白菜中含有丰富的B族维生素、维生素C等，能有效帮助孕妈妈消除疲劳，预防感冒。

生菜沙拉

材料 新鲜生菜500克，沙拉酱适量。

做法

1. 将生菜择洗干净，切成段。
2. 取适量沙拉酱和生菜拌匀即可。

功效 生菜中含有较多的维生素C，能满足孕妈妈对维生素C的需求。

产科专家告诉你

烟酒会影响孕妈妈对维生素的摄入，从而影响宝宝的成长，所以孕妈妈应该避开烟酒。

新鲜的水果和蔬菜中含有天然的维生素，孕妈妈最好多食、常食，以均衡营养，保证宝宝的健康。

完美胎教

给宝宝读读童话书吧

在这一阶段，孕妈妈和准爸爸一起给宝宝读些童话书吧！通过动听的故事可以培养宝宝的潜力和感性能力，还能加深父母和宝宝的亲子关系，同时使得妈妈爸爸之间的爱意也会变得浓厚起来。那么，每天抽出30分钟读读童话书，让整个家庭一起度过这充满幸福的胎教时刻吧！

给宝宝读童话书对宝宝益处多多

将童话声情并茂地讲述给宝宝听，这是跟宝宝交流的一个好方法，能加强宝宝与父母之间的心意相通。

1.培养宝宝的潜力。在孕中期，宝宝的听觉系统已经接近发育完全，能够对外界的刺激做出反应。孕妈妈和准爸爸用温柔的声音为宝宝读童话故事，能刺激宝宝的大脑，激发宝宝的潜在能力。

2.增强宝宝的想象力和好奇心。通过不同的童话故事，可以将勇气和友情等概念传授给宝宝，还能培养宝宝的想象力和好奇心。此外，宝宝还能通过妈妈描述的如梦一般的童话世界获得健康安定的情绪。

3.对宝宝的感性方面产生刺激。宝宝倾听声音不单单是依靠听觉系统，还往往会运用自己的整个身躯来接受外部的信息。孕妈妈如能带着丰富的情感来朗读，能促进宝宝感性能力的发育。

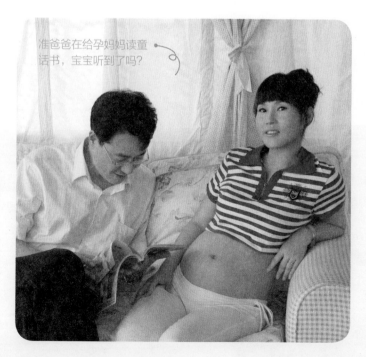

准爸爸在给孕妈妈读童话书，宝宝听到了吗？

产科专家告诉你

如何选择童话书

1.选择颜色鲜艳，故事内容生动、优美的童话书。

2.营造温暖而煽情的气氛。

3.背景不单调，一幅画中蕴藏着许多话题的童话书比较合适。

4.文字和插图协调一致的童话书。

5.孕妈妈自己感兴趣的童话书。

孕**14**周

在妈妈的触摸下
轻轻蠕动着

宝宝的成长

到14周时，宝宝的身长有8~9.3厘米，体重达到42.5克。这时宝宝的皮肤上覆盖了一层细细的绒毛，这层绒毛在宝宝出生后会消失。宝宝的头发开始迅速生长，头发的密度和颜色在宝宝出生后也会发生改变。

在这周，宝宝的耳朵已经从颈部移到头部两边的正常位置，下巴也与胸部分离。到了这周，通过观看外生殖器能判断出宝宝的性别了。

此时，胎宝宝在妈妈体内已经能做很多表情了，如皱眉、做鬼脸、斜着眼睛等，宝宝在此阶段也可以做吸吮自己手指等动作。科学证明，这些动作能促进宝宝大脑的发育。

妈妈的变化

孕妈妈阴道分泌物增多，它是阴道和宫颈的分泌物，含有乳酸杆菌、阴道上皮脱落细胞和白细胞等。怀孕时，孕妈妈雌激素分泌量较多，盆腔及阴道充血，阴道分泌物自然就增多。正常的分泌物应是白色、稀薄、无异味。如果分泌物量多，颜色和性状有异常，应谨慎处理，并去医院检查。

孕早期的呕吐、恶心以及疲劳等不适已经减少甚至停止了。现在孕妈妈的子宫增大，腹部也隆起，呈现出明显的孕妇模样。

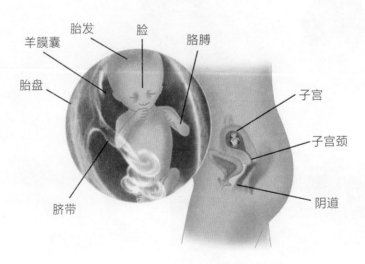

胎发　脸　胳膊
羊膜囊
胎盘
子宫
子宫颈
阴道
脐带

日常保健

孕妈妈及早防治小腿抽筋

发生小腿抽筋的原因

孕妈妈在怀孕期间，体重会慢慢增加，双腿的负重也随之增加，腿部的肌肉经常处于疲劳的状态，容易引起抽筋。

此外，怀孕后对钙的需要量明显增加，如果膳食中维生素D的含量不足或缺乏日照，容易加重钙的缺乏，肌肉和神经的兴奋性增加，也会诱发孕妈妈腿抽筋。

一般来说，夜间的血钙水平会比日间要低，所以孕妈妈经常会在夜晚出现小腿抽筋的不适现象。

应对小腿抽筋

一旦发生小腿抽筋现象，可以将足趾用力向头侧或用力向足跟下蹬，使踝关节过度屈曲、腓肠肌拉紧，就能缓解抽筋症状。

有效的预防措施

1.为了避免腿部抽筋，应注意不要使腿部肌肉过度疲劳。

2.孕妈妈不要穿高跟鞋，睡前可以按摩脚部和腿部。

3.日常生活中，孕妈妈可以多摄入一些含钙和维生素D丰富的食品。

4.孕妈妈要进行适量的户外活动，多接受日光的照射。如有必要，孕妈妈可以口服钙剂和维生素D。

孕妈妈出现静脉曲张怎么办

孕妈妈在妊娠过程中，下肢和外阴部经常会出现静脉曲张。严重程度往往是随着妊娠月份的增加而逐渐加重的，越到妊娠晚期，静脉曲张会越厉害。

静脉曲张主要是因为妊娠期间子宫和卵巢血容量增加，导致下肢静脉回流受阻所引起的。此外，孕妈妈增大的子宫压迫盆腔内静脉，阻碍下肢静脉的血液回流，从而使得静脉曲张更加严重。

有的孕妈妈因为工作或习惯经常久坐久站，容易出现静脉曲张，孕妈妈只要注意不要久坐久站，避免过度负重，就能避免静脉曲张。孕妈妈如出现下肢酸痛或肿胀、容易疲倦、小腿隐痛、踝部和足背部水肿、行动不便等静脉曲张所带来的症状时，就要注意休息，在医生的指导下用弹力绷带缠缚下肢，避免曲张的静脉结节破裂出血。

 产科专家告诉你

孕妈妈不能以小腿是否抽筋作为是否需要补钙的依据，因为个体对缺钙的耐受值有所差异。有的孕妈妈虽然没有小腿抽筋的症状，但仍是处于缺钙的状态。

孕期运动

学做孕期有氧操

孕妈妈多呼吸新鲜空气，做做有氧运动，能一扫烦躁的情绪，也能使腹中宝宝的大脑得到更好的发展。那么，现在来学着做有氧操吧！

开始进行有氧操

1.双臂上抬至肩膀，上身朝左右转动。

2.手臂向后伸展，上身弯曲与地面平行，抬起头，眼睛看着前方。

3.双脚用力分开，蹲下，双手抓住跟腱处。

4.两脚分开，膝盖伸直，双手抓住两脚踝。

暖身运动

1. 单脚站立培养平衡感。
2. 向左右轻柔伸展，做侧腹的训练。
3. 双脚上下屈伸，然后做跟腱运动。
4. 扶着墙壁伸展脊骨，要用到腿、腰、腹部的肌肉，但不能过分挤压腹部。

运动后的放松

1. 仰卧，双脚上抬，张开闭合，反复几次。
2. 仰卧，抬起一条腿，保持伸直。另一条腿屈膝。两腿交换练习。
3. 仰卧，双臂稍稍张开，慢慢放松全身。

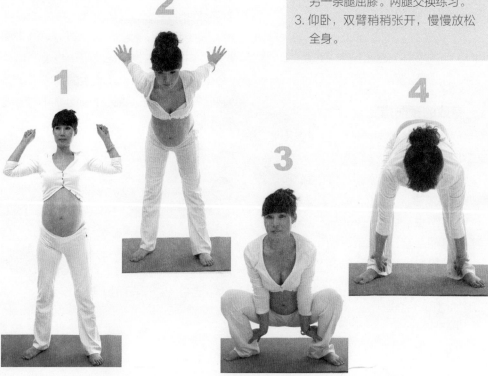

营养饮食

胃口变好的孕妈妈也不要吃太多

到了这一时期，孕妈妈已经基本摆脱了怀孕初期的各种不适，胃口也慢慢变得好起来，吃什么都觉得香。但要注意的是，孕妈妈不能想吃多少就吃多少，应适当控制好食量。保证营养供应充足就行了，不是吃得越多越好。孕妈妈如果肥胖会影响宝宝和自身的健康。

在饮食上，孕妈妈每天应摄取合适的热量，不要过多地补充热量。应该做到膳食平衡，一日三餐一定要定量，常吃些富含维生素A、维生素C和叶酸的蔬菜和水果。

香椿豆

材料 香椿芽50克，泡发黄豆150克。
调料 盐3克，醋4克。
做法
1. 香椿芽冲洗干净，放入加盐的沸水中焯烫一下，捞出放入冷水中冲凉，沥干水分后切碎。
2. 将泡好的黄豆煮熟，晾凉，然后与香椿芽混合，加入盐、醋调味即可。
功效 黄豆可为孕妈妈提供膳食纤维、卵磷脂、钙、大豆异黄酮等成分，有润肠通便、提高免疫力、补钙、健脑益智的作用，能促进胎宝宝的大脑发育。加入香椿芽，口感清香，促进食欲。

红烧带鱼

材料 净带鱼段400克，鸡蛋1个。
调料 葱段、姜片、蒜瓣、老抽、白糖、醋、料酒各10克，盐3克，淀粉适量。
做法
1. 带鱼洗净，用料酒和盐腌渍20分钟；鸡蛋磕入碗内打散，将腌好的带鱼放入碗内；将老抽、白糖、料酒、盐、醋、淀粉和适量清水调成味汁。
2. 锅置火上，倒油烧至六成热，将裹好蛋液的带鱼段下锅煎至两面金黄，捞出。
3. 锅内留底油烧热，下姜片、蒜瓣爆香，倒入味汁，放带鱼段，烧开后改小火炖10分钟左右，汤汁浓稠时撒葱段即可出锅。
功效 带鱼的脂肪含量较高，但多为不饱和脂肪酸，且富含磷脂，有利于促进胎宝宝大脑发育。

产科专家告诉你

吃鱼肝油补充维生素A，切记适量

鱼肝油所含的维生素A，能保护视力，可以缓解孕期眼睛干涩，还能促进胎宝宝的上皮分化，加速胎宝宝的发育。如果孕妈妈服用过量维生素A，容易出现食欲减退、头痛及精神烦躁等症状。所以，为了孕妈妈和胎宝宝的健康，孕妈妈服用鱼肝油要适量，最好在医生的建议下服用。此外，孕妈妈应避免过量食用富含维生素A的食物，否则很容易造成脂溶性维生素A在体内的蓄积，产生不良反应。

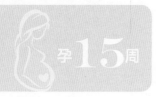

孕15周 出现呼吸的前兆：打嗝

宝宝的成长

在这一时期，宝宝的眉毛开始生长，头发也在迅速生长，头发的纹理和颜色在出生后都会有所改变。此时宝宝的腿长超过了胳膊，手的指甲完全形成，手指的关节也开始活动了。

宝宝在15周时开始在妈妈的子宫中打嗝了，这是宝宝开始呼吸的前兆。这时候妈妈还不能听到宝宝的呼吸声，这是因为宝宝气管中充斥的不是空气而是流动着的液体。宝宝的听觉器官仍在发育中，中耳内非常小的听骨也开始变硬，遨游于羊水中的宝宝能听到妈妈的声音和心跳。但由于脑的听觉中枢还没有发育，所以宝宝还听不懂所听到声音的含义。

妈妈的变化

到了15周，孕妈妈的肚子外凸已经比较明显了，穿衣尺寸也随之改变，孕妈妈可以在肚脐下方7.6~10厘米的位置摸到自己的子宫。

孕妈妈在此时即使没有感觉到胎动，也不用担心。孕妈妈一般在16~20周感觉到胎宝宝的活动，但因人而异，感受到胎动的时间早晚也会有所不同。宝宝的大小、活泼程度和活动量的不同都会影响到妈妈的感觉。

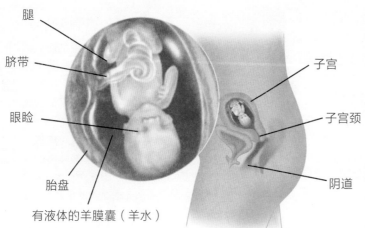

腿
脐带
眼睑
胎盘
有液体的羊膜囊（羊水）
子宫
子宫颈
阴道

产科专家告诉你

孕妈妈站立的正确姿势

孕妈妈的肚子逐渐增大，在站立时，背部要舒展、挺直，要使胎儿的重量平均分散到大腿、臀部、腹部的肌肉上，并受到这些部位的支撑，这样能防止背痛。

日常保健

孕妈妈做好牙齿的保健工作

不同孕期牙齿治疗的不同处理

孕期的不同阶段	原因	处理
孕早期 （孕1~3月）	孕早期是胚胎器官发育与形成的关键期，如服用药物不当或X线照射剂量过高，可导致流产或胎儿畸形	如非紧急情况，医生不建议进行牙科治疗
孕中期 （孕4~6月）	若必须在孕期治疗牙齿疾病，最好选择孕中期	建议只做一些暂时性的治疗，如龋齿填补等
孕晚期 （孕7~10月）	子宫容易受外界刺激而引发早期收缩，再加上治疗时若长时间采取卧姿，胎儿会压迫下腔静脉，减少血液回流，引发孕妈妈仰卧位低血压，出现心慌、憋气等症状	孕妈妈不适宜进行长时间的牙科治疗

孕期常见的牙周问题

1.妊娠牙龈炎。这时由于体内激素的改变，导致牙龈充血肿胀，颜色变红，刷牙时容易出血，偶尔伴有疼痛不适的症状。有的孕妈妈会在第二个月开始出现，在第八个月时，会随着激素分泌量达到高峰而变得较为严重。

2.妊娠牙龈瘤。一般发生在孕中期，由于牙龈发炎和血管增生，形成鲜红色肉瘤，大小不一，生长快速，常常出现在前排牙齿的牙间乳头区。

妊娠牙龈瘤只需进行洗牙、口腔卫生指导、牙根整平等，就可以减少牙菌斑的滞留和刺激。牙龈瘤会在产后随着激素水平的恢复正常而自然消失，如果在发病期间出现妨碍咀嚼、容易咬伤或过度出血等

症状，应做切除手术。但最好避开孕期，否则容易复发。

3.其他症状。有的孕妈妈会出现牙周囊袋加深、牙齿容易松动等症状。

保护牙齿小措施

多喝清凉去火的饮料，避免辛辣、油腻的食物，保持良好的口腔卫生习惯。

 产科专家告诉你

孕妈妈如果口腔卫生状况不良或原先就有牙龈炎等病症，在牙周问题上都会有较大的风险，所以怀孕前要先做好口腔检查和预防治疗。怀孕期间，最好每三个月做一次检查，此外，做好口腔的清洁卫生工作也是很重要的。

营养饮食

除掉胃酸的吃法

大多数孕妈妈都会在孕期出现胃酸现象。首先要做的就是放松心情，为自己减压，心情愉悦了，胃酸的感觉就会减轻。其次，孕妈妈应适当控制饮食，特别是限制含糖量较高的食物摄入。现在，营养不良的孕妈妈比较少见了，而营养过剩的比较多。许多孕妈妈在怀孕后加大了食量，自然会加重脾胃的负担，这对脾胃器官的正常工作和宝宝的发育都是不利的。

想要消除恼人的胃酸，孕妈妈应该多吃些玉米面粥等食物。如果孕妈妈感觉消化还可以，再适当加点小米粥、山药粥，尽量不要吃单纯的大米粥，可以加点大枣，使得食物种类丰富的同时起到缓解胃酸的作用。饮食上最好保持清淡，在胃酸减轻后，再慢慢添加高热量、高营养的食物。

产科专家告诉你

孕妈妈食欲恢复后，在吃正餐后，也要注意摄取适量的新鲜水果，以防止上火和便秘。

大米红枣粥

材料 大米100克，红枣10颗，红糖适量。

做法

1. 大米洗净，浸泡30分钟；红枣洗净，用剪刀剪开。
2. 锅中倒适量水烧开，放入大米和红枣大火煮开，转小火熬煮20分钟，加红糖搅匀即可。

功效 口味清淡，帮助孕妈妈解除烦人的胃酸。

玉米面粥

材料 玉米面100克。

做法

1. 玉米面用适量水搅匀成糊。
2. 锅中倒适量水烧开，放入玉米面糊搅拌均匀，大火烧开即可。

功效 玉米面粥含较多的粗纤维，口感上较清淡，适合胃酸、没有食欲的孕妈妈食用。

胡萝卜有健脾理气、健胃助消化的功能。平时随身带些有营养、好消化的胡萝卜干，饿了就吃一些，不求吃饱，不饿就行。既能避免正餐时进食过量，又能保护胃黏膜，减少胃酸分泌。

完美胎教

语言胎教

孕妈妈和准爸爸经常与宝宝聊天，能加强父母和宝宝之间的沟通，促进父母和宝宝的感情，还可以促进宝宝的语言和智力发育。

语言胎教推荐方法

1.与宝宝聊天。孕妈妈和准爸爸可以经常和宝宝聊天。在聊天时，最好能用比较日常、通俗易懂的语言，在轻松愉快的气氛中，用亲切和蔼的语气，把自己对周围事物的感受告诉宝宝。这绝不是神经质般的自言自语，而是和宝宝之间进行的爱的交流。

2.给宝宝讲故事。可以选择一些宝宝感兴趣的故事，讲给宝宝听。用温柔、形象、充满爱的语言，给宝宝声情并茂地讲述故事。故事中如有人物设定，孕妈妈和准爸爸还可以分配角色，分别进行讲述，让宝宝感受到温暖和爱意。

语言胎教注意事项

1.应随时关注宝宝的反应。在讲述某件趣闻时，宝宝做出柔和的胎动，说明宝宝对所谈话题感兴趣，可以继续讲下去，还可以适当延长胎教时间。而宝宝如不感兴趣，从未给出适当反应，或产生剧烈胎动，孕妈妈和准爸爸应立即停止，寻找更合适的方法。

2.最好将形象、声音、情感结合起来。用这种方式来进行胎教，宝宝会更容易接受。

3.准爸爸和宝宝的互动很重要。准爸爸不像孕妈妈那样，可以随时和宝宝待在一起，因此更要注重和宝宝的交流。比如早上起床，要对宝宝说："早上好"；出门时，要跟宝宝打招呼说："我出门了"；晚上回来时，要对宝宝说："我回来了"。在晚上，可以跟宝宝讲白天发生的趣事或者百科知识，这样能加强准爸爸的存在感呢！

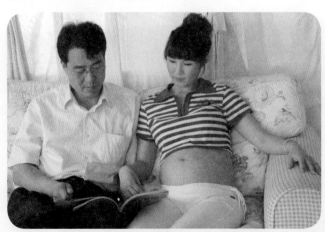

适合给宝宝讲的故事

《小猫钓鱼》《小绿灯》《小蝌蚪找妈妈》《花儿选美》《狼来了》《盲人摸象》《后羿射日》《嫦娥奔月》《小王子》《奇怪的镜子》《灰姑娘》等。

孕**16**周

孕妈妈做一次唐氏筛查吧

宝宝的成长

宝宝的胳膊和腿部的发育完成，关节也开始活动。已经形成的骨头变得越来越硬，并且有钙质的沉积。宝宝的神经系统开始工作，肌肉对来自脑的刺激有了相应的反应，开始能够协调运动。在安全的空间里，宝宝仍然活跃，常常翻身、翻筋斗、乱踢一通。

现在，孕妈妈可以通过羊膜穿刺术取出羊水标本，以此来检测脱落在羊水中的细胞和分泌的化学物质，从而能获得宝宝重要的健康信息。

这周胎宝宝的生殖器官已经形成，用B超能分辨出胎儿的性别了。一般来说，男孩和女孩的比例各占一半。一般情况下，国内的性别检查，只用于某些通过性别遗传的疾病的监测。

妈妈的变化

孕妈妈下腹部微微隆起，腹围增加约2厘米，子宫如小孩头部般大小，胎盘已经形成，羊水快速增加。孕妈妈可以在脐下6厘米处明显地摸到子宫。孕妈妈子宫变大，致使子宫已长出小骨盆，子宫底在肚脐与耻骨上缘之间，并偶有不规则的无痛性收缩，这是妊娠期的正常现象。

这时，孕妈妈的腹部有沉重感，尿频、白带增多的现象依然存在，基础体温慢慢恢复正常。此时孕妈妈的乳房明显增大，乳头和乳晕呈深褐色，从乳头里可挤出淡黄色黏液。

在这一时期，孕妈妈需要做一次唐氏筛查，以排除宝宝患唐氏综合征的可能。

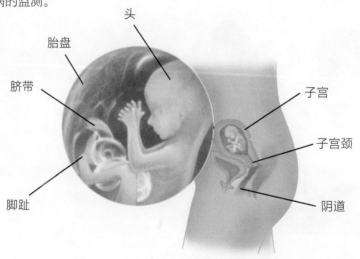

头

胎盘

脐带

子宫

子宫颈

脚趾

阴道

日常保健

孕妈妈注意预防感染

孕妈妈感染病毒和细菌后，宝宝的身体发育也会受到影响。若发生感染，孕妈妈会出现高热，而高热会导致体内血液中的含氧量不足，进而使宝宝缺氧，出现流产、死胎或影响宝宝发育。

孕妈妈预防感染要做到下面三点

1.孕妈妈最好不要去或尽量少去公共场所，不要同传染病患者接触，杜绝各种传染的机会。

2.孕妈妈要注意个人卫生和环境卫生。平时要注意外阴部的清洁，居室中最好保持良好的通风和日光照射。

3.孕妈妈最少每月或每两周去医院检查一次小便，以及时发现和治疗因为尿路感染而导致的不适症状。

孕妈妈预防雾霾天气感染

逢雾霾天气，空气中浮游大量尘粒和烟粒等有害物质，会对人体的呼吸道造成伤害，空气中大量飘浮的颗粒、粉尘、污染物和病毒等，一旦被人体吸入，就会刺激并破坏呼吸道黏膜，使鼻腔变得干燥，破坏呼吸道黏膜防御能力，细菌更易于进入呼吸道，造成上呼吸道感染。那么，如何预防因雾霾天气而引起的上呼吸道感染呢？

1.减少外出时间，在雾霾严重的日子里，孕妈妈应避免外出散步等，可以在雾霾散去后再进行外出散步、锻炼等。如果孕妈妈因有事必须外出时，一定要戴上防霾专用的口罩，进而减少对自身和胎宝宝的伤害。

2.尽量选择获得国家或国际权威机构认证的产品，这些产品往往具有较好的品牌知名度和美誉度，不仅产品性能和质量有保证，而且在产品售后服务方面也值得信赖。

孕妈妈妊娠滴虫性阴道炎的防治

孕妈妈如果患有妊娠期滴虫性阴道炎，会感到白带增多，且呈黄绿色或灰黄色，伴有臭味，严重的还混带着血液。具体的防治措施如下：

1.妊娠前应进行妇科病的普查，如发现滴虫，要积极治疗，这能有效防治妊娠滴虫性阴道炎。

2.孕妈妈尽量不要使用公共的浴池、浴盆、游泳池、坐便器和衣物等，减少间接传染的概率。

3.准爸爸如果也受滴虫感染，要尽早彻底治愈。

4.在治疗的过程中，为了防止重复感染，内裤、毛巾和浴巾等贴身使用的物品应煮沸20分钟以上，以消灭病菌原。妊娠早期，孕妈妈不要服用驱虫药，否则易导致宝宝畸形。

营养饮食

巧妙饮食改善牙龈出血

　　不少孕妈妈在孕期会出现牙龈出血的现象，这种只要轻轻一碰牙龈就会出血的症状，被称为"妊娠期牙龈炎"。这主要是孕妈妈体内的孕激素增多，使得牙龈的毛细血管扩张、弯曲、弹性减弱，从而导致血液淤积、血管壁通透性增加而引发的。妊娠期牙龈炎会随着妊娠的进展而加重，到产后由于体内孕激素水平逐渐恢复正常，症状会自行消失。

　　牙龈出血应引起孕妈妈的重视，如果患了牙龈疾病，很有可能导致宝宝早产。而且，牙床病细菌在身体的其他部位引起的感染，会通过脐带从孕妈妈的身体进入到宝宝体内，对宝宝造成危害，这也是引起早产的原因之一。

　　如果孕妈妈患了牙龈炎，应做到每天勤刷牙、保持口腔清洁。饮食上，应多食富含维生素C的新鲜果蔬，因为富含维生素C的食物能增强毛细血管的弹性，降低毛细血管的通透性。此外，还要多食富含钙质的食物，如多喝牛奶，能起到坚固牙齿的作用。

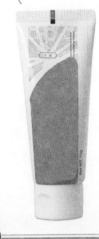

选择孕妇专用的无氟牙膏，可以减少对口腔的刺激及磨损。

产科专家告诉你

　　多食圣女果、梨、柚子、橘子等富含维生素C的食物，能改善牙龈出血的症状。

清炒苦瓜

材料　苦瓜300克，葱末、盐、鸡精、白糖、香油、植物油各适量。

做法

1. 苦瓜洗净，对半剖开，去蒂、瓤、籽，斜切成片。
2. 锅中倒植物油烧热，爆香葱末，下苦瓜迅速翻炒，加盐、白糖翻炒1分钟，加鸡精调味，翻炒均匀，熄火，淋上香油即可。

功效　苦瓜味微苦，具有清热祛火的作用。

百合粥

材料　干百合30克，大米50克，冰糖适量。

做法

1. 将百合和大米分别淘洗干净，放入锅中加适量清水，大火烧开后，转小火煨煮。
2. 待百合和大米熟烂时，加入适量冰糖溶化即可。

功效　百合粥能清热、祛火、祛燥、宁心安神、止咳、滋阴养肺，能帮助孕妈妈缓解牙龈出血。

产检讲堂

孕15~20周，要做唐氏筛查

什么是唐氏筛查

唐氏筛查一般是抽取孕妈妈2~5毫升的血液，检测血清中甲胎蛋白（AFP）、人绒毛膜促性腺激素（HCG）和游离雌三醇（UE3）的浓度，结合孕妈妈的预产期、年龄、体重和采血时的孕周，计算出"唐氏儿"的危险系数。

高危就意味着唐氏儿吗

唐氏筛查是根据母血指标来推测胎儿情况，母血中的生化指标会受到很多因素的干扰，这些因素使得唐氏筛查的结果可能不是很精确。唐氏筛查高危型并不意味着一定会生出唐氏儿，而中度风险和低风险的孕妇也不是没有生出唐氏儿的可能。但从筛查数据看，大多数唐氏儿是在唐氏筛查判定为高风险的孕妇中诊断出来的。

孕妈问

羊水穿刺是一种什么样的检查？

产科医生答 羊水穿刺，即羊膜腔穿刺检查，是最常用的侵入性产前诊断技术。胎儿染色体异常，如果不伴有结构异常的时候，B超就检查不出来，而通过羊水穿刺获取胎儿细胞，然后进行胎儿染色体核型分析，可以诊断胎儿染色体疾病，比如唐氏综合征。

如果唐筛结果诊断为高危，孕妇还需要做羊水穿刺，以确认胎儿是否是唐氏儿。

错过15~20周需直接做羊水穿刺

一般35岁以内的孕妈妈做唐氏筛查最佳的检测时间是孕15~20周，因为无论是提前或是错后，都会影响唐氏筛查结果的准确性。错过这段时间可能需要直接做羊水穿刺（又叫"羊膜腔穿刺"）来进行确定。如果在筛查结果出来后，医院的报告确定是高危的情况，医生也会建议做羊水穿刺。

唐筛最好在什么时候做

唐筛检查是在孕15周到孕20周+6天（即孕20周零6天）之间进行，只有在准确的孕周进行检查才能起到筛查的作用。考虑到后续的进一步检查比如无创基因筛查、羊水穿刺等产前诊断，建议在孕15~16周进行为好。

唐筛高风险怎么办

筛查与诊断不同，不具有重复性，因此不建议唐筛高风险的孕妇重复进行筛查检测，要想知道胎儿是否真的患有该病，应当进行产前诊断。目前常用于诊断胎儿染色体异常的诊断方法包括羊水穿刺、无创DNA产前检测（无创基因筛查）。和筛查一样，是否进行产前诊断是完全自愿的，但是，如果筛查"高风险"而不做相应的产前诊断，将无法判断胎儿是否患病。

子宫迅速增大，开始测宫高

宫高能说明什么

通过测量宫底高度，如发现与相对应的妊娠周数不符，无论是出现过大或是过小的情况，都要寻找原因，如做B超等检查，从而确定有无双胎、畸形、死胎、羊水过多或过少等问题。

怎样测宫高

孕妈妈的子宫底从耻骨联合处由下向上逐渐升高，到了这个月末，可能会达到耻骨与脐之间。一般来说，从孕16周可以测量子宫高度了。

从下腹耻骨联合处上方至子宫底间的长度即为宫高，它的增长规律是：孕16~36周时，宫高每周增长0.8~1.0厘米，平均增长0.9厘米，在36周时达到最高点；孕37~40周，宫高会恢复到孕32周的高度，因为随着预产期的临近，子宫会开始下降，胎儿的头部大部分也已降入骨盆。

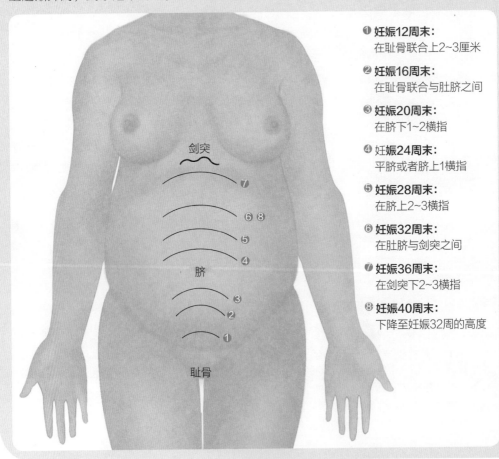

❶ **妊娠12周末：**
在耻骨联合上2~3厘米

❷ **妊娠16周末：**
在耻骨联合与肚脐之间

❸ **妊娠20周末：**
在脐下1~2横指

❹ **妊娠24周末：**
平脐或者脐上1横指

❺ **妊娠28周末：**
在脐上2~3横指

❻ **妊娠32周末：**
在肚脐与剑突之间

❼ **妊娠36周末：**
在剑突下2~3横指

❽ **妊娠40周末：**
下降至妊娠32周的高度

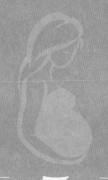

孕**5**月
17~20周

妈妈，你感觉到
我动了吗

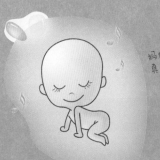

妈妈，这首歌
真好听啊！

我的小手会抓着脐带玩得不亦乐乎，也会把手
指放入口中吸吮，还时不时地摸摸这儿，踢踢
那儿，主要是为了让妈妈多多感应到我。

孕17周 爱不释手的玩具——脐带

宝宝的成长

到了17周，宝宝大小像一只香瓜，大约16.7厘米长，重约142克，现在，子宫里的宝宝和出生后的一样可爱，非常调皮好动，并且找到了自己的第一个玩具——脐带，宝宝非常喜欢用手去抓或拉脐带。这时宝宝的皮下开始积聚脂肪，能起到保暖功能并给胎宝宝提供能量。宝宝的双眼更大了，但仍紧闭着，同时睫毛和眉毛长得更长了。

宝宝的肺开始工作，能不断吸入和呼出羊水。此外，宝宝能听到孕妈妈体外的声音，有些声音还会引起宝宝的反应。

妈妈的变化

孕妈妈现在能明显地感受到宝宝的胎动了，就如同喝了饮料后胃肠蠕动的感觉。有时，孕妈妈会感到腹部一侧有轻微的触痛，那是因为子宫在迅速增大，子宫两边的韧带和骨盆在迅速生长变化以适应宝宝的成长，这种感觉是正常的。但是如果疼痛持续几天的话，就应该找医生咨询了。

有的孕妈妈会出现鼻塞、鼻黏膜充血和出血，这与孕期内分泌变化有关，切忌自己滥用滴鼻液和抗过敏药物，这种现象会逐渐减轻、自行消失。如有严重的鼻出血，最好请教医生，以排除妊娠高血压的可能。

写给爸爸

这个时候，胎宝宝的器官迅速发育，功能也趋向完整，可以对外界刺激做出反应，这是胎教的最佳时机。准爸爸可以温柔地抚摸妻子的肚子与胎宝宝进行情感交流，或是给胎宝宝念点童话故事，也可以和胎宝宝聊聊天，准爸爸的这些方式都能促进胎宝宝感官和大脑的发育。

节欲已久的准爸爸这时可以适当进行性生活，但是要避免动作激烈。

眼
胎盘
脐带
肘关节
子宫
子宫颈
阴道

日常保健

孕妈妈使用空调须知

要经常开窗换气

空调房一般都是比较密闭的，湿度较低，空气质量会下降，细菌、病毒繁殖得比较多。所以，孕妈妈最好还是少待为好。即使用到空调，也应该经常开窗换气，这样能确保室内外空气的对流交换。

一般开空调1~3小时后，打开窗户将室内的空气排出，使室外的新鲜空气进来。

温度不能调得太低

孕妈妈最好将空调的温度设定在23~28℃，避免过凉导致感冒，感觉室内微凉就可以了，切忌温度太低，室内外温差太大。

降温的选择不只有空调

相对于空调，电风扇的降温效果虽然差一些，但更加适合孕妈妈一些。在使用时，可以用近似自然风的档位间断地吹，同时也要避免电扇直吹着孕妈妈。

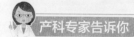

产科专家告诉你

夏天吹空调时，冷风尽量往上吹

吹空调的时候，冷空气的比重较热空气的要大，最好将扇叶朝上，然后固定住风向，让冷风向上方吹，这样的话，空气之间就得到了充分的循环，整体环境就会变得凉爽一些。

不管是用空调还是电扇，都要控制好时间。长时间吹电扇或空调容易使孕妈妈出现头晕头痛、疲乏无力等不适，甚至还会引起孕妈妈伤风感冒等。

防治孕期脱发的小妙招

有些孕妈妈会出现孕期脱发的情况，主要有三方面的原因：第一是怀孕后，受体内激素水平的影响，当体内内分泌出现异常时，会导致脱发。第二是精神压力过大，导致毛囊发生改变或营养不良，进而导致头发生长功能受到抑制，头发进入休止期而出现脱发。第三是孕妈妈营养不良和新陈代谢出现异常引起发质和发色的改变，从而导致的脱发。孕妈妈长期脱发，不仅不利于自身的健康，还不利于胎宝宝的发育。所以预防孕期脱发很重要。

用指腹按摩头皮

孕妈妈洗头时，避免用力抓扯头发，应用手指腹轻柔地按摩头皮，促进头发生长。此外，梳头时应该由发尾先梳，先将发尾打结的头发梳开，再由发根向发尾梳理，以防止头发因外伤而分叉、断裂。

按百会穴改善脱发

百会穴位于头顶部，两耳尖连线的中点处，孕妈妈可以用一只手指按头顶，用中指揉百会穴，其他两指辅助，顺时针转36圈，按压百会穴有熄风醒脑，升阳固脱的作用，同时可改善脱发。

孕期运动

妈妈带着宝宝做运动

这时候，孕妈妈由于全身血液循环增加和增大的子宫压迫血管，容易出现水肿、精神困乏、浑身无力等症状。孕妈妈只有通过运动才能吸入新鲜的氧气，排出身体内的废物，增强身体的抗病能力。

快步走

快步走时，手臂摆的幅度稍大些，步伐也更快点，心率尽量控制在每分钟120~140次（图1）。

半蹲练习

两脚自然分开，膝盖对准脚尖方向，手臂自然下垂放在身体的两侧，目视前方。吸气时，屈膝半蹲，手臂向前平举（图2），呼气时还原，反复练习10次。

皮带操

①将橡皮带放在瑜伽垫或毯子上，盘腿坐在皮带上面，双手握住皮带的两端，自然放在身体两侧（图3）。

②呼气时，手臂向身体两侧平举，吸气时还原，反复练习10次（图4）。

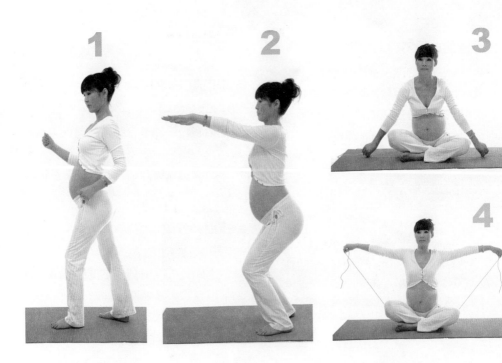

营养饮食

吃掉胃胀气

　　孕妈妈的早孕反应虽然结束，但胃胀气的现象却还未改善。每次吃一点点东西胃里就难受，多喝点儿水也不舒服，这些症状都要在打过几个嗝或呕吐后，才觉得胃里舒服些。但是，胃胀气的症状却依然存在。

　　不少孕妈妈从每天傍晚吃完晚饭后，开始出现胃胀气的现象，无论是走路、躺下还是坐下都会感觉难受，晚上睡觉睡不安稳，到了早上胃胀气才消失了。

　　当出现胃胀气时，建议孕妈妈用酸牛奶代替牛奶和豆浆饮用。酸牛奶能健脾开胃，促进消化，帮助排便，从而减轻胀气的感觉。同时还可以喝一点柠檬水，也能让孕妈妈感到轻松。

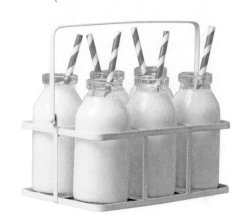

酸奶富含乳酸菌，能调节肠壁表面菌群平衡，推动肠道蠕动。

银耳花生汤

材料　干银耳15克，花生100克，红枣10颗，蜜枣5颗，盐或白糖适量。

做法

1.将干银耳用温水浸开，洗净；花生、蜜枣洗净；红枣洗净，去核。

2.将适量清水煲滚，放入花生、红枣同煲，待花生烂熟时，放入银耳、蜜枣同煲，煲好后，加盐或白糖调味即可。

功效　银耳能清热降火，滋补脾胃，孕妈妈常食能减轻胃胀气。

芥菜干贝汤

材料　芥菜250克，干贝3~5只，鸡汤、香油、盐、姜片、葱段各适量。

做法

1.将芥菜洗净，切段。

2.用温水将干贝浸泡一夜，再用清水煮，煮软后捞出，拆开干贝肉。

3.锅中加上适量鸡汤烧沸，加入芥菜和干贝肉，用香油、盐、姜片和葱段调味即可。

功效　这道汤能消积开胃、生津降压，帮助孕妈妈减轻胃胀气。

完美胎教

光照胎教：锻炼宝宝的视力和反应能力

到17周，宝宝的视觉系统已经发育得比较好了，对光线也越来越敏感。孕妈妈可以给宝宝以适当的光刺激，促进宝宝视网膜光感细胞的尽早完善。

光照胎教推荐方法

1.孕妈妈进行日光浴。 孕妈妈到室外活动，多接触阳光，腹中的宝宝也会受到光的刺激，达到光照胎教的目的。

2.用手电筒照射腹壁。 孕妈妈可以每天定时用手电筒的微光紧贴腹壁，每次持续5分钟，通过这种方式来促进宝宝的视觉发育，同时还能帮助宝宝强化昼夜周期。

光照胎教宜忌

1.随时观察宝宝的反应。 开始进行光照胎教时，宝宝由于不适应，可能会对此作出一些比较激烈的反应。此时，孕妈妈要停止，过段时间再尝试。

2.不要用强光照射腹壁。 宝宝的视觉虽然有所发展，但即使到了8个月时，宝宝的视神经、视网膜依然还未成熟，光线太强，宝宝就会不舒服。所以，孕妈妈应注意光照的强度，避免用强光照射。

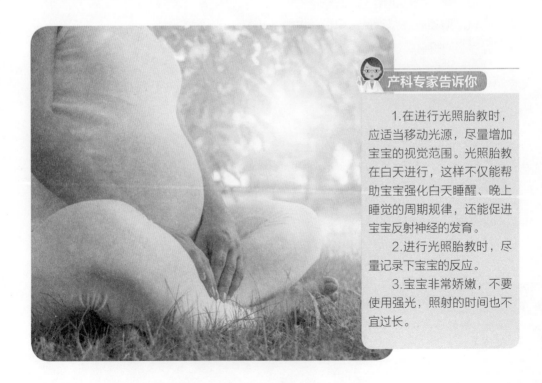

产科专家告诉你

1.在进行光照胎教时，应适当移动光源，尽量增加宝宝的视觉范围。光照胎教在白天进行，这样不仅能帮助宝宝强化白天睡醒、晚上睡觉的周期规律，还能促进宝宝反射神经的发育。

2.进行光照胎教时，尽量记录下宝宝的反应。

3.宝宝非常娇嫩，不要使用强光，照射的时间也不宜过长。

宝宝的心音
让妈妈沉醉

孕**18**周

宝宝的成长

到18周周末，宝宝的骨骼几乎全是类似橡胶的软骨，在以后的生长发育过程中会慢慢变硬，一种可以保护骨骼的物质"髓磷脂"逐渐形成，并包裹在脊髓上。

在宝宝迅速生长的肺里，称为肺泡的小气囊开始发育。宝宝手指尖和脚趾尖的"肉垫"已经形成，开始出现独特的漩涡和螺纹状指纹。

此时借助听诊器，孕妈妈可以听到宝宝的心音，宝宝的心音会让孕妈妈感到美妙和欢喜。

妈妈的变化

到18周周末，孕妈妈可以在肚脐下两横指的位置摸到子宫，大小约和棒球差不多。

宝宝在生长，子宫随之变大，孕妈妈的腹部隆起更加突出，行动更加不方便了。这时，孕妈妈要注意别穿高跟鞋，应选择舒适的低跟鞋。

没有了孕早期的不适，孕妈妈的胃口大开，此时要注意饮食，要选择能为妈妈和宝宝提供营养的食物，让妈妈和宝宝营养充足、身体健康。

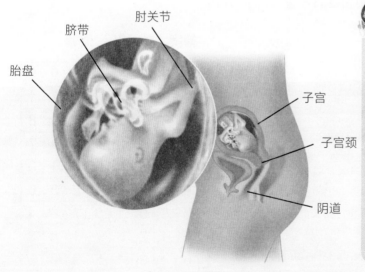

脐带　肘关节

胎盘

子宫

子宫颈

阴道

产科专家告诉你

孕妈妈的坐姿和站姿

坐在椅子上时，后背要挺直地靠在椅背上，股关节和膝关节要成直角，大腿呈水平状态。

站立时，头不要向前突出。整个身体有被向上牵引的感觉。放松肩部，两足平行，外出穿舒适的平底鞋。

日常保健

孕妈妈现在就开始护理乳头

妈妈的母乳中含有最适合宝宝的营养物质。所以，为了宝宝出生后能得到更好的母乳喂养，孕妈妈就从现在开始护理乳头吧。

孕中期护理乳头的方法

孕5月后，每天用肥皂水和软毛巾轻轻揉搓乳头1~2分钟，再用清水洗净。

也可以用25%的酒精擦洗，每天1~2次，这样乳头的皮肤会慢慢增厚，变得坚韧，待宝宝出生后，坚韧的乳头更经得起宝宝吸吮，不容易发生乳头皲裂。

此外，孕妈妈要选择宽松的上衣，避免压迫乳房而妨碍其发育。另外，孕妈妈还要选择合适的乳罩，避免乳房下垂。

清除乳头上的积垢和痂皮的方法

孕妈妈可以用植物油或者矿物油涂敷乳头，使积垢和痂皮变软，再用温水和软毛巾轻轻擦洗就可以将其清除掉了。清除完毕后，还要在乳头上涂抹一些防裂油，以起到保护乳头的作用。

乳头过短或内陷

孕妈妈要检查乳头的情况，乳头过短或内陷会使宝宝衔不住乳头，也就不能吸吮，对产后哺乳有很大阻碍。乳头凹陷或短小扁平不能通过拉伸、牵引解决，要等到产后再进行相应处理。市面上售卖的乳盾或奶盾，能够成功地协助宝宝吸吮，顺利完成母乳的喂养。

乳头按摩

乳头按摩就是用手指轻轻按摩乳头。经常进行乳头按摩能使乳头适应外部的刺激，可以预防因哺乳带来的不适，而导致的乳头皲裂等病症。

按摩步骤

1.压迫按摩： 用食指和中指稍微用力按压乳头的根部，再移动手指，转圈按压乳头。

2.揉搓按摩： 用食指和中指移动手指，像搓绳一样向左右方向均匀地按摩乳头。

3.向里按摩： 用双手手指向乳头内侧按压，同时揉搓按摩，乳头和乳房内侧都要按摩到。

答案（题目见32页）

4	7	5	6	8	1	3	9	2
8	2	9	4	5	3	6	7	1
6	1	3	7	9	2	4	5	8
3	8	6	1	2	9	5	4	7
7	4	2	5	3	8	1	6	9
5	9	1	8	7	4	2	3	6
2	3	8	9	1	5	7	6	4
9	5	4	2	6	7	1	8	3
1	6	7	3	4	8	9	2	5

营养饮食

补铁防妊娠贫血

铁能够参与血红蛋白的形成，从而促进造血。孕妈妈如不注意补铁，会引起缺铁性贫血，容易导致早产、胎儿体重过低及宝宝的生长迟缓等。如果宝宝缺铁，还会干扰宝宝的正常发育和器官的形成。宝宝在出生后，容易出现缺铁性贫血。

一般的成年女性，每天铁的推荐摄入量为20毫克，怀孕期间，需铁量会增加。在孕4~6个月，平均每天应摄入25毫克；孕7~9个月，平均每天应摄入35毫克；产前和哺乳期，平均每天应摄入25毫克。

食物中，动物肝脏、动物血、瘦肉、海带、紫菜、木耳、红糖、干果、蛋、豆类、桃、梨、葡萄、菠菜、芹菜等水果和蔬菜中都含有丰富的铁质，孕妈妈适宜常食。此外，芝麻、花生、核桃等坚果，对孕妈妈补铁健身也极为有益。

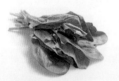

产科专家告诉你

动物血是铁的最佳食物来源，孕妈妈应适量摄取，有助于预防孕期缺铁性贫血。

茶和咖啡影响铁的吸收，茶叶中的鞣酸和铁会形成鞣酸铁复合物，使铁的吸收率降低。

百合炒牛肉

材料 牛肉250克，鲜百合150克，生抽、蚝油、植物油、盐各适量。

做法

1. 牛肉洗净，切成薄片，放入碗中，用生抽、蚝油抓匀，倒入植物油，腌渍20分钟。

2. 锅置火上，放上植物油烧热，放入牛肉大火快炒，加入百合翻炒至牛肉变色，加盐调味即可。

功效 牛肉含有较多的铁质，能帮助孕妈妈补铁。此外，牛肉的营养比较全面，有利于宝宝的神经系统、骨骼系统等其他器官的发育，利于宝宝增强体质。

盐水鸭肝

材料 鸭肝250克，葱段、姜粒、料酒、大料、盐、鸡精各适量。

做法

1. 鸭肝洗净，放入沸水中焯烫，捞出沥水，切片。

2. 锅中倒入适量清水，放入鸭肝，加葱段、姜粒、料酒、大料、盐、鸡精烧沸，撇去浮沫，煮至鸭肝熟，关火，盖锅焖15分钟，捞出装盘即可。

功效 鸭肝等动物内脏含铁比较多，孕妈妈宜多食。

孕**19**周 五官在加紧发育着

宝宝的成长

19周的宝宝身长约为23厘米，体重约300克。此时，宝宝能吞咽羊水，头发仍在迅速生长。

宝宝皮肤的腺体会分泌出一种黏稠的、白色的胎儿皮质，有防水的功能，能防止皮肤在羊水中过度浸泡。

宝宝的感觉器官在这周开始迅速生长。嗅觉、触觉、味觉、听觉、视觉从现在开始在与大脑相对应的区域中发育。此时，宝宝的神经元的数量减少，神经元之间的连通开始增加。

妈妈的变化

孕妈妈可以在肚脐下1.3厘米处摸到子宫，从侧面看肚子较之前更加鼓起来了。孕妈妈告别了早孕的不适反应，并且感到宝宝的胎动，是不是很有成就感？

怀孕使得孕妈妈的身体承受着额外的负担，比较容易出现疲倦、头晕、乏力的症状，白天就想睡觉，晚上也比平常睡得久一些。对此，孕妈妈应该想睡就睡，不要做太多事，早睡觉、多休息。

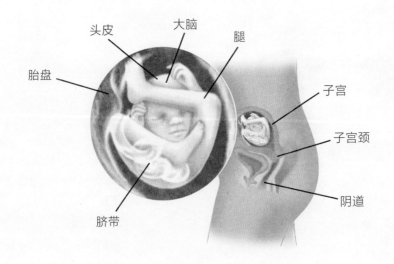

头皮　大脑　腿　胎盘　子宫　子宫颈　阴道　脐带

日常保健

孕妈妈日常动作的自我保护

随着宝宝的慢慢长大，孕妈妈会越来越感到行动不便，因此也就需要采取更为严格的孕期自我保护措施。

孕妈妈躺卧和起身的姿势

孕妈妈会觉得侧卧舒服些，那就侧卧吧。在侧卧时，为了让全身的体重分配得更均匀，孕妈妈最好在膝盖之间垫上小枕头。如感到身体麻木或腰部疼痛，可以在侧面垫上小枕头，这样能避免背部出现弯曲。

刚开始妊娠时，孕妈妈起身还是比较轻松的，但到了中后期，孕妈妈起身就要慢慢地去做了，以避免腹壁肌肉的过分紧张。孕妈妈起身前，要先侧身，肩部前倾，屈膝，再用肘关节支撑起身体，将腿部盘起，方便腿部从床边移开，然后慢慢坐起来。

孕妈妈站立的姿势

孕妈妈长期站立会减缓腿部的血液循环，导致水肿和静脉曲张。因此，孕妈妈站立一会儿，就要让自己休息一下。如能坐在椅子上，可以将双脚放在小板凳上，这样有利于血液循环，也能放松背部。如没有条件坐，就要尝试着把重心从脚趾移到脚跟，从一条腿移到另一条腿上。

孕妈妈弯腰俯身的姿势

妊娠中后期，宝宝的体重会给妈妈的脊椎很大压力，应该尽可能避免俯身弯腰。孕妈妈需要弯腰从地面上捡东西时，腹部会妨碍背部做弯腰动作，因此俯身动作不仅要慢慢向前，还应先屈膝降低重心来捡东西。孕妈妈在屈膝时，也要防止腹部受到压迫。此外，孕妈妈在清洗浴室或是整理床铺、沙发时也要照此动作来进行。

孕妈妈正确的坐姿

孕妈妈坐着时，最好把后背紧靠在椅子背上，还可以在靠腰部的地方放上一个小枕头。坐着工作的孕妈妈可以时常站起来走动一下，有助于血液循环，对预防痔疮也有效。如果孕妈妈写字或用电脑的工作量很大，至少应每隔1小时放松下眼睛和身体。

外出坐车的注意事项

坐火车进行长途旅行的孕妈妈，要每隔几小时就站起来在车厢内走动走动，以利于血液循环。

乘坐无轨电车、公共汽车和地铁的孕妈妈，最好给自己找个座位，防止紧急刹车时失去平衡而摔倒。下车时，要等车完全平稳后才能下车。

开车的孕妈妈如果感到累了，可以把车停下来揉揉腿和脚。

孕期运动

妈妈和宝宝在水中来次约会吧

妊娠的第5个月，宝宝的状况已经比较稳定了，此时孕妈妈可以主动参加适当的运动。这样不但能控制体重，还能提高妈妈的抵抗力，改善妊娠中的不适，加强骨盆和腰部的肌肉力量，使宝宝在分娩时容易娩出。游泳是比较好的运动方式，能起到锻炼全身的作用。

孕妈妈在游泳时，宝宝也像进入了游泳的状态一样，在子宫中漂起来，会跟着变换到比较舒服的姿势。此外，在水中活动的孕妈妈会感到身体轻盈，从而减轻脚腕、膝盖等部位的肌肉和关节的负担，就连腿部水肿和腰部疼痛也能得到缓解呢。而且，游泳能放松孕妈妈的子宫，同时起到锻炼肌肉、强化心肺功能的作用，这都可以提高顺产的概率。

游泳前的准备活动

孕妈妈在下水前，要先用温暖的水淋浴，让身体放松下来，再做些基础的准备运动。

下水后，孕妈妈先不要急着游泳，可以先重复向两侧做分腿和弯曲的动作，还可以同时"呼、哈、呼、哈"地做一些帮助分娩的呼吸法练习。

孕妈妈可以用自由行走或轻轻跳跃的方法使自己的脉搏渐渐加快。

游泳后的伸展运动

在结束游泳后，孕妈妈可以伸展胳膊、肩膀和跟腱。也可以做一套简单的体操为这次锻炼过程画上句号。

产科专家告诉你

怀孕4个半月后，在得到医生允许的情况下才可以游泳。并且应该在生产前1个月，即怀孕9个月停止游泳，因为孕妈妈无法掌握发生阵痛的时间。

游泳的最佳时段是上午10点到下午2点。这段时间子宫偶尔才会收缩1次。孕妈妈最好每周游泳2~3次。孕妈妈在水中如有腹部紧绷或身体疲惫的感觉，要立刻停止运动，并且充分的休息。

最好选择水温、室温适宜以及有专业人员指导的游泳馆。

孕妈妈不宜长时间游泳，以1小时为限。

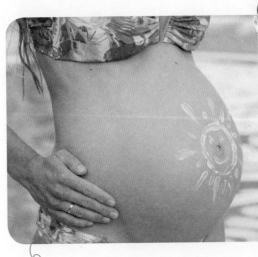

孕妈妈不要进行蝶泳，那样会使后背下部严重拱起，拉伤肩膀。

营养饮食

孕妈妈补够碘，宝宝更聪明

碘是参与甲状腺"工作"的重要微量元素，能促进蛋白质的生物合成，促进宝宝的生长发育。此外，碘还能促进宝宝的智力发育和机体生长。孕妈妈在怀孕期间，碘的需求量增加，如没有及时补充，很容易造成碘缺乏。

孕妈妈为了自身和宝宝的正常发育，一定要重视补碘，特别是处在缺碘地区的孕妈妈更要多食富含碘的食物。在食物中，海带、紫菜、鱼肝、海参、海蜇、蛤蜊等海产品含碘量比较多。此外，山药、大白菜、菠菜、鸡蛋等食物中也含较多的碘。

山药大米粥

材料 山药150克，大米100克。

做法

1.山药去皮，洗净；大米洗净。

2.锅中放适量清水烧沸，加大米大火煮开，放山药块煮熟，转小火熬煮即可。

功效 山药含有益智作用的碘，搭配上能提供热量的大米，可以保证孕妈妈的身体代谢，也能促进宝宝的大脑发育。

产科专家告诉你

海产品尤其是海带，含有较多的容易被人体吸收的碘，每天吃一点，有助于孕妈妈和宝宝甲状腺功能的正常发挥。

凉拌素什锦

材料 鲜海带、粉丝、胡萝卜、豆腐干、莴笋、洋葱各30克，竹笋、芹菜各50克，盐、鸡精、白糖、香油、酱油各适量。

做法

1.竹笋、海带切丝后和粉丝一起放入沸水中焯一下，捞出备用。

2.豆腐干、胡萝卜、莴笋、芹菜、洋葱分别洗净，切丝。

3.将所有原料放入盘中，根据个人口味加上调味料拌匀即可。

功效 这道菜鲜嫩味美，清淡素雅，营养全面，既补碘也能补充维生素。

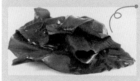

海带中含有较多碘，妈妈常食能让宝宝头脑更聪明。

白菜烧鸭块

材料 鸭肉250克，白菜300克，料酒、姜片、盐、鸡精各适量。

做法

1.将鸭肉洗净，切块，放入锅中，加水，煮沸去血沫，加入料酒、姜片和花椒，用小火炖酥。

2.将白菜洗净，切长段，带鸭块煮至八分烂时，倒入白菜，一起煮烂，加盐和鸡精即可。

功效 鸭肉能滋阴养胃、利水消肿。白菜味美，孕妈妈食用能安全有效地补碘。

完美胎教

妈妈和宝宝在旅行中得到熏陶

对孕妈妈来说，孕早期和末期都不适合外出旅行，而孕中期出行是旅行的绝佳时机。因为在孕中期，妈妈宝宝都处于一个相对比较稳定的状态，出门旅行一般不会给身体造成不良影响。

出门旅行可以让孕妈妈在陌生的环境中体验过去不曾接触过的生活、文化、风景和饮食，而这一过程也给宝宝带来了间接的体验。所以，旅行是一种极具胎教意义的活动。

孕妈妈外出旅行能去自然环境优良的地方呼吸清新的空气、感受淳朴的民风、领略不同的文化，让心中的烦闷一扫而光。孕妈妈还可以将自己感兴趣的东西和内心的体会详细地描述给宝宝听，增加妈妈宝宝交流的话题。

孕妈妈出行须知

1.带上医疗保险证和病历。孕妈妈要将自己的医疗保险证和病历用橡皮筋绑在一起，放在手提包的最里层，以避免旅行途中发生没有预知的事情而手忙脚乱。

2.备些零食。孕妈妈在旅行途中要多准备些花生、核桃等坚果类食品，来帮助减轻孕吐症状。

3.携带防晒霜、帽子和遮阳伞。阳光照射与皮肤上黑脂、雀斑的形成有密切关系，因此外出时一定要携带可以阻断紫外线的防晒用品。例如提前涂抹防晒霜、戴上宽沿帽子或者撑上遮阳伞来防止阳光的刺激。

4.带上薄毯子。孕妈妈可以把一张薄毯子放在自己的行李箱中，夏天也带着，以免受凉。

5.看到洗手间的时候一定不要错过。怀孕期间很容易出现尿频，所以看到洗手间，孕妈妈就不要错过，以防止在接下来的行程中不方便找到。

产科专家告诉你

游山玩水时，运动量不要太大或太刺激

旅行游玩时，心情轻松欢快，运动量自然增多，但运动量太大或太刺激容易造成孕妈妈的体力不支、过度疲惫，因而导致流产、早产及破水。太刺激或危险性高的活动一定不能参与，如过山车、自由落体、高空弹跳等。

写给爸爸

孕妈妈不宜一人独自出门，与一大群陌生人做伴也是不合适的，最好是准爸爸、家人或者好友等熟悉的人一同前往，不仅会使旅程愉快。还能在孕妈妈觉得累或不舒服时，有人照顾。

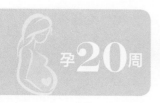

孕**20**周　能跟妈妈互动了

宝宝的成长

本周，宝宝的身长约16厘米，体重约250克。宝宝的味觉、嗅觉、听觉、触觉和视觉继续发育着。

宝宝现在能听到甚至可以识别出妈妈的声音。如果宝宝是个女孩，那么在她的卵巢里大约已经有200万个卵子了，而当她出生的时候，卵子的数量仅剩100万个。这一时期，宝宝的神经和肌肉系统发育良好，能优美地伸展四肢。

妈妈的变化

20周后，孕妈妈和宝宝的成长和发育会变得更有规律，孕妈妈的子宫这时在肚脐的位置。

宝宝更加顽皮了，会做一些翻滚的动作。有时还会非常活跃，运动得很剧烈，这一时期的孕妈妈偶尔会因此睡不着觉呢。

孕妈妈的腹部越来越大，已接近典型的孕妇体形了，体重在急剧增加中。腹部的膨胀破坏了整体的平衡，使人容易感到疲劳，同时伴有腰痛，睡眠中有时还会出现腿部痉挛，在腿肚及膝盖内侧，容易出现静脉瘤等。孕妈妈现在一定不要劳累，要多休息。

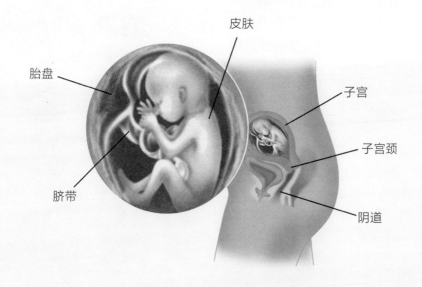

皮肤

胎盘

脐带

子宫

子宫颈

阴道

日常保健

孕妈妈及时缓解疲劳

孕妈妈一个人身担两副担子，非常容易疲劳。所以孕妈妈要学会及时休息，缓解疲劳。以下有几点给孕妈妈的建议：

1.孕妈妈在妊娠期间，可能总想上厕所，千万不要因正在忙着就忍着不去，这对身体不利，正确的做法应该是一有尿意就去厕所解决。

2.即使工作中的孕妈妈没有感到疲劳，也要定时休息，最好间隔1小时休息一次，哪怕是5分钟也好。如果条件允许，最好能到室外或阳台上去呼吸下新鲜的空气，活动一下身体。

3.需要长时间坐着的孕妈妈可以在脚下垫上小凳子，这样能够抬高脚的位置，避免水肿的发生。

4.孕妈妈做的如果是事务性的工作，如话务员、打字员等，需要长时间保持同一姿势，就更容易感到疲劳，建议孕妈妈可以不时地转变转变姿势，伸展伸展四肢，能够起到缓解疲劳的作用。

5.冬季办公室或卧室暖气过热，空气不新鲜，很容易让孕妈妈感到不舒服，最好能够时常开开窗、换换气。孕妈妈最好能在晚上睡觉前和早上起床后开窗、开门，使室内外的空气对流。

6.随着宝宝的慢慢长大，孕妈妈的血液循环加重。孕妈妈在突然站立、向高处伸手放东西或者拿东西时，容易发生头晕、眼花等一过性脑部缺氧的症状，从而

容易摔倒，所以，孕妈妈的一切行动都要放慢速度，慢慢进行。

7.聊天。聊天是一种排除烦恼、有益心理健康的好方法，不但能够释放和减轻心中的各种忧虑，还可以获得最新的信息。在愉快的聊天中，忘却身体的不适。

8.按摩。孕妈妈可以闭目养神片刻，然后用手指尖按摩前额、两侧太阳穴和后脖颈，每处拍16下，能起到健脑的作用。

9.听听音乐。孕妈妈选择一些优美抒情的音乐或胎教磁带来听，能够调节孕妈妈的情绪。

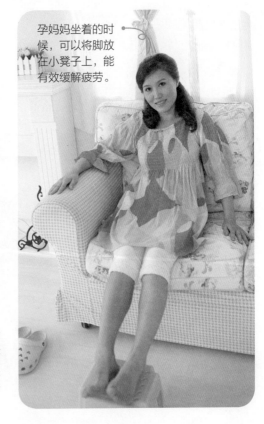

孕妈妈坐着的时候，可以将脚放在小凳子上，能有效缓解疲劳。

营养饮食

多食"完整食物"

　　很多孕妈妈习惯吃精米精面，觉得粗粮不可口。其实，精米精面经过了细加工，所含的微量元素和维生素绝大部分已经流失，如果孕妈妈怀孕后长期吃，很容易造成微量元素和维生素缺乏。而这些营养素如果缺乏的话，容易引起流产、早产、死胎和畸形等。

　　完整食物是指少加工、少人工添加剂、无农药、无化学肥料、无生长激素、无人工激素的天然食物。例如，孕妈妈可以吃一个苹果，而不是喝一杯苹果饮料；吃一盘炒土豆，而不是一包薯片；吃一个煮红薯，而不是一包红薯干。此外，还应该多食加工比较简单的粗粮，如玉米、小米、紫米、高粱、燕麦及豆类等。

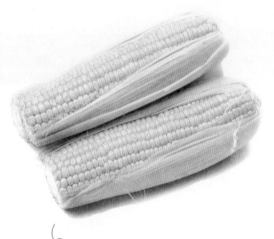

吃鲜玉米要带着胚尖吃，玉米胚尖含有丰富的营养物质，可增强孕妈妈新陈代谢，并且能使皮肤光滑细嫩、延缓皱纹的产生，所以吃玉米的时候一定不要舍弃胚尖。

燕麦南瓜粥

材料　燕麦30克，大米50克，小南瓜1个，葱花、盐各适量。

做法

1.南瓜洗净，削皮，去瓤，切成小块；大米洗净，用清水浸泡半小时。

2.将大米放入锅中，加适量水，大火煮沸后转小火煮20分钟；再放入南瓜块，小火煮10分钟；再加入燕麦，继续用小火煮10分钟。

3.熄火后，加上盐、葱花等调味即可。

功效　燕麦含有谷类特有的香味，能刺激食欲，特别适合孕吐时期食用。

黄豆芝麻粥

材料　黄豆100克，芝麻粉20克，高汤、盐各适量。

做法

1.黄豆洗净，浸泡半天。

2.锅中倒适量高汤烧开，放入黄豆大火煮开，转小火熬煮至豆烂，加上芝麻粉、盐等调味即可。

功效　黄豆是含多种维生素和矿物质的碱性食物，是宝宝大脑发育的最佳营养素。芝麻有健脑作用，有利于宝宝的大脑发育。

快乐安全洗个澡

洗澡能够解除身体的疲劳，让身心得到放松，心情也会变得舒畅起来。孕妈妈最好能每天坚持洗澡，勤换内衣、内裤，不能因为孕期反应就懒得洗澡了。

孕妈妈快乐洗澡指南

1.最好采用淋浴的方式。 孕妈妈洗澡最好采用淋浴，不能贪图舒适而把自己整个泡在浴缸中。因为女性在妊娠期，阴道对外来病菌的抵抗能力会大大降低，泡在水中有可能会使脏水进入阴道，引起阴道炎或宫颈炎，甚至发生羊膜炎，引起早产。

2.尽量避免到公共浴池去。 妊娠初期的孕妈妈感染疾病的危险性较高，应尽量避免到公共浴池去洗澡。如果实在要去的话，要掌握好时间，最好在人少的早晨去，这个时候水质比较干净，浴池内空气也好。但是，妊娠后期的孕妈妈就一定不要去公共浴池了。

3.洗澡时间不要太长。 孕妈妈洗澡的时间要控制好，每次保持在15分钟左右即可。洗澡时，血管会扩张，流入躯干、四肢的血流较多，而进入大脑和胎盘的血液暂时减少，氧气含量也会减少。所以，洗澡的时间过长不仅容易引起孕妈妈自身脑缺血，发生晕厥，还有可能导致宝宝缺氧，对宝宝神经系统的生长发育产生不良影响。

4.水温要适合。 孕妈妈洗澡时，水温应控制在38℃左右，不要用过热的水洗澡，更不能蒸桑拿。

宝宝是泡在羊水中的，通过脐带和母体相连。羊水能保持宫腔内恒温、恒压，让宝宝正常发育。如果孕妈妈的洗澡水温度过高，会使母体体温暂时升高，羊水的温度也随之升高，从而对宝宝的脑细胞造成危害。但是，水温过凉也存在流产的危险。

5.不要锁门。 孕妈妈在洗澡时，要注意室内的通风，避免发生晕厥；也不要锁门，以保证万一晕倒或摔倒时，可以得到及时的救护。

6.慎用香薰。 孕妈妈在此时最需要的是纯净自然的空气，保持浴室的通风，使用安全环保、气味淡雅的洗护用品会给孕妈妈带来好心情，也更有益于胎宝宝的健康。那些对宝宝有不良影响的味道浓郁的香薰用品可以等到产后再用。

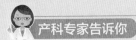

产科专家告诉你

做完羊水穿刺当天不能洗澡

羊水穿刺后，当天不要洗澡，在扎针的地方可能会有一点点痛，也有人可能会有一点阴道出血或分泌物增加的现象。只要稍微休息几天，症状就会自行消失，不需要服用任何药物。但要注意，如果疼痛剧烈或发热，就要赶快就医。

小小的窃听者

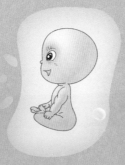

妈妈的手真灵巧呀.

浮动在羊水中的感觉很舒服，现在的我可以听
到各种各样的声音了，我最喜欢妈妈带着我在
温暖的阳光下一边散步一边温柔地跟我说话。

孕**21**周 我看上去滑溜溜的

宝宝的成长

你怀孕21周了，这时你的宝宝体重正在不断增加。这个小家伙皮肤红红的、皱皱的，身上覆盖了一层白色的、滑腻的胎脂，它可以保护胎儿的皮肤，以免在羊水的长期浸泡下受到损害。宝宝现在非常爱动。他还可以听到你说话，大多数宝宝开始长出比较浓密的毛发，脑细胞已经形成，会吸吮手指，初步具备了消化功能。21周的宝宝眉毛和眼皮都发育完全了，手指甲现在也覆盖住手指尖了。

妈妈的变化

孕妈妈已经分不出哪里是腰哪里是肚子了。孕妈妈本周开始容易感到疲劳，还会有腰部疼痛和呼吸急促的情况出现，这是由于子宫挤压肺部造成的。孕妈妈的乳房也有明显变化，偶尔会有初乳溢出。在这一周，孕妈妈有时候会感到轻微的牙痛。而且，这时的孕妈妈已经能明显地感觉到体内的胎动了。这段时期是整个妊娠期中最为舒适而安全的时期，发生阴道出血、流产类异常情况的概率较低。

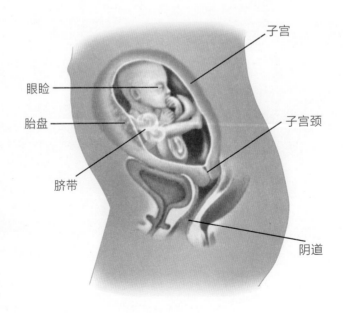

子宫

眼睑

胎盘

子宫颈

脐带

阴道

日常保健

孕妈妈的出行安全

孕6月时，前期的孕吐症状已经消失了，胎宝宝处于比较稳定的状态，又离预产期还有一段时间，孕妈妈正好可以利用这个时机安排一次短途旅行。那么注意出行安全是很重要的。

孕妈妈旅行指南

1.孕妈妈在旅行出发前要做好充分的准备工作。先去医院看一次妇产科医生，将整个行程向医生交代，以取得医生的指导，遵医嘱执行；准备宽松的衣服、舒适的鞋袜，多带几件衣服预防气温变化；带一个舒适的软垫或枕头供途中使用；随身

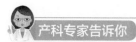

产科专家告诉你

如何减缓旅途疲劳

如果行李太多的话，要尽量寻求工作人员或随行人员的帮助，或者可以将行李托运以减少负重。在等候起程的时候可以用随身的音乐播放器放些舒缓的音乐来听。如果你是开车旅行，请每90分钟停一次车，站在地上轻轻地伸展双腿和双臂以缓解疲劳。如果你是乘飞机，假设身边的位子是空的，可以在征求乘务员同意的情况下，将腿平放在座位上，并用手按摩脚踝和小腿肌肉，以缓解肢体疲劳，促进血液循环。

携带孕妇产前检查手册、保健卡，以及平时做产前检查和咨询的主治医生的联系方式，便于紧急状况发生时医生第一时间了解情况。

2.准备食物。出行的时候，由于舟车劳顿，孕妈妈很容易饥饿，有时还会出现头晕和身体乏力。因此在旅行中应该时刻准备些小零食，如全麦饼干、果仁等。

3.避免疫苗注射。如果你要出国工作，很多国家入境的时候都要检查你是否注射了该国家规定的某种疫苗，这时你一定要询问医生并得到医生的认可后再注射该疫苗，否则你要考虑是否要取消你的本次行程了。

4.选择安全的活动。考虑好旅行中的各项活动，避开人多、复杂的地方，量力而行，地点的选择上应该尽量选择近郊的地方。最好是风景优美、空气新鲜的自然环境。另外，孕妈妈应该有旅行同伴，最好是准爸爸陪同。

5.选择合适的交通方式。短途旅行可以坐汽车，一定要系好安全带，每2小时要站起来活动一下。远途旅行最好选择火车或飞机。火车旅行宜选择卧铺的下铺，飞机座位最好选择靠近洗手间或过道的地方。

6.随时注意身体状况。旅行中，身体如感觉疲劳要及时休息；如有任何身体不适，如下体出血、腹痛、腹胀、破水等，应立即就医。此外，孕妈妈如有感冒、发热等症状，也应及早看医生，不要轻视身体上的任何症状。

孕期运动

缓解抽筋的伸展运动

孕中期，由于子宫压迫在主要血管上，长时间站着、坐着或躺着，都会减缓下肢肌肉的血液供应，由此产生抽筋的症状。如果置之不理，抽筋可以持续1~15分钟，也可能在短时间内重复发作。缓解抽筋不应强拉硬扯，要避免拉伤肌纤维。虽然孕妈妈抽筋部位不同，但应对方法却大同小异。正确的处理步骤如下：

正确处理抽筋的步骤

第一步：按摩抽筋部位。

第二步：小心地舒展、拉长抽筋部位的肌肉，使它保持在伸展状态。

第三步：在抽筋部位用毛巾热敷。

站着伸展小腿

把抽筋的那条腿放在另一条腿后面。保持背部挺直，未抽筋的那条腿慢慢地屈膝，直到抽筋的那条腿伸直及脚跟踏到地板时，身体往前倾斜（前脚脚跟也要放在地板上），缓缓地伸展抽筋的小腿。做这个动作时，把你的手或前臂压在墙壁上，更容易保持平衡。

推墙

把手平放在墙上，然后倒退直到手臂能完全伸直。保持脚踩着地板、背挺直的姿势，缓慢弯曲你的肘部使身体倾向墙，让小腿肌肉舒适地伸展开来。记得要站得离墙近一些。

坐着伸直腿

坐在地板上，把一条腿向外伸展，腿不用绷直。把另一条腿向内盘起来，脚伸向胯部的方向。挺直伸出的腿，并弯身向前去够脚趾。保持这样的姿势几秒钟，然后换另一条腿重复以上动作。注意不要绷脚尖，也不要把脚跟往回拉，否则会收缩痉挛的肌肉。

绕圈运动

立即脚跟着地，若是在平躺时应用脚跟抵住墙壁，同时将脚掌向上屈曲以拉伸小腿；同时，伸直膝盖，保持脚掌向上屈曲的状态，小心地以脚踝为支点进行绕圈运动，这个动作可减轻孕妇腿抽筋症状。但是如果孕妈妈腿抽筋情况严重的话，就一定要请医生诊治。

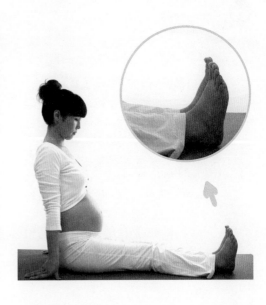

营养饮食

补充膳食纤维，防治便秘和痔疮

孕6月，孕妈妈的体重在稳步增加，应该多吃一些润肠的食物，以缓解子宫增大压迫直肠而造成的便秘。

膳食纤维可以增强孕妈妈自身的免疫力，促进消化，由此为胎宝宝提供更充足的营养来源；而且膳食纤维还有降低胆固醇、降低血压、预防糖尿病等功效，孕妈妈摄入足够的膳食纤维，可以有效地预防妊娠合并症的发生；另外，孕妈妈合理补充膳食纤维，还可以起到通便、利尿、清理肠胃的作用。

但是需要注意的是，如果患有胃肠及消化道疾病，则不宜多食富含膳食纤维的食物。

孕妈妈每天需要25克膳食纤维

建议孕妈妈每天摄入25克左右的膳食纤维。要摄入这25克膳食纤维，孕妈妈每天大约需要吃60克魔芋、50克豌豆和75克荞麦馒头。

60克魔芋 ＋ 50克豌豆 ＋ 75克荞麦馒头

注：此处的食材类别和克数是建议用量，读者可根据实际情况摄取

酸辣黄瓜

材料 嫩黄瓜250克，大蒜20克，盐、醋、白糖、味精、香油各适量。

做法

1. 大蒜剥去外皮，用冷开水洗净，捣泥。
2. 黄瓜去蒂，用冷开水洗净，切成片放入碗中，加入盐腌一会，滗去水，放入蒜泥、醋、白糖、盐、味精、香油搅拌均匀即可食用。

功效 黄瓜含有维生素E、丙醇二酸、纤维素等营养物质，有清热利水、解毒止渴、润肠通便的功效，是孕妇进食的佳肴。

珊瑚白菜

材料 圆白菜500克，香菇、白糖各50克，青椒、冬笋各25克，红油、醋、盐、葱、姜、花生油各适量。

做法

1. 将青椒、香菇、冬笋洗净，切成丝，在开水中焯透，冷水过凉；葱、姜洗净切丝。
2. 炒锅上火，倒入花生油烧热，放入葱丝、姜丝煸炒，烹入白糖、醋、盐炒匀，盛出备用。
3. 白菜一劈四瓣，用开水焯透，用凉开水过凉，控干水分，放盐、醋、白糖搅匀，浇上红油，出锅装盘，将炒好的各丝放到圆白菜上即可。

功效 这道菜营养丰富，具有开胃、助消化、清热解毒、增强食欲的作用。

完美胎教

语言胎教：与宝宝说话的内容

本周的孕妈妈可以选择在胎动比较频繁的时候，抚摸胎宝宝，并和他说说话。

孕6个月，胎宝宝能听到声音，并且已经有了记忆和学习的能力。因此孕妈妈要时刻牢记胎宝宝的存在，并且经常与胎宝宝说话。准爸爸也要参与进来，与胎宝宝说话，是一种非常积极有益的胎教手段。虽然胎宝宝听不懂说话的内容，但是他能够通过父母的声音和语调，感受到来自父母的爱。与胎宝宝说话是用语言刺激胎宝宝的听觉神经及大脑，对他的大脑发育是非常有益的。

说话前的准备

和胎宝宝说话之前，父母应该先给胎宝宝取个中性的小名，并在说话的过程中经常呼唤他的名字，这样在他出生以后，他听到同样的呼唤时也会感到亲切熟悉并有安全感。

说话的内容

说话的内容应该丰富多彩，但要以简单、轻松、明快为原则，要把生活中的一切活动和事物都讲给胎宝宝听，通过和胎宝宝一起感受、思考和行动，培养胎宝宝对父母的信赖感及对外界的感受力。

孕妈妈可以把生活中的衣食住行等都作为和胎宝宝说话的素材，例如：今天的天气真好呀，我们穿漂亮一点吧，穿红裙子好吗？嗬，公园里真漂亮，有青青的草，红红的花，还有鼓眼睛的小金鱼在不停地游啊游……也可以专门做某件事，来与胎宝宝沟通思想。比如可以整理一下相册，回想那些值得回忆的经历，拿着照片将相关的故事讲给腹中的胎宝宝听。还可以给胎宝宝讲一讲有趣而不悲伤的童话故事，如《丑小鸭》《小熊过桥》等。通过和胎宝宝的共同交流和感受，使得母子之间的纽带更加牢固，并为胎宝宝出生后的智力、性格、情感发展打下良好的基础，使胎宝宝对母亲和其他人有信任感、安全感，从而增强胎宝宝的生活适应能力。

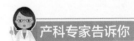 产科专家告诉你

鼓励大宝和二宝说话

怀二孩的孕妈妈要鼓励大宝和肚子里的二宝互动。可以让大宝给肚子里的弟弟或者妹妹说话、唱歌，也可以讲故事等，让大宝觉得他（她）的地位很重要，有做哥哥（姐姐）的责任感，这样二宝生出来以后会和大宝的关系更好。

产检讲堂

孕21~24周，需要做B 超，进行大排畸

　　在本月，孕妈妈需要进行B超检查，主要是针对胎儿的重大畸形作筛检，如脑部异常、四肢畸形、胎儿水肿等。有些孕妈妈还会做四维彩超来检测胎儿的正常情况，其实如果B超结果明确并无异常，是可以不用做四维彩超的。但是，四维彩超可以算是宝宝的第一张照片，很多孕妈妈认为比较有纪念意义，想要的话也可以给宝宝做一个四维彩超。

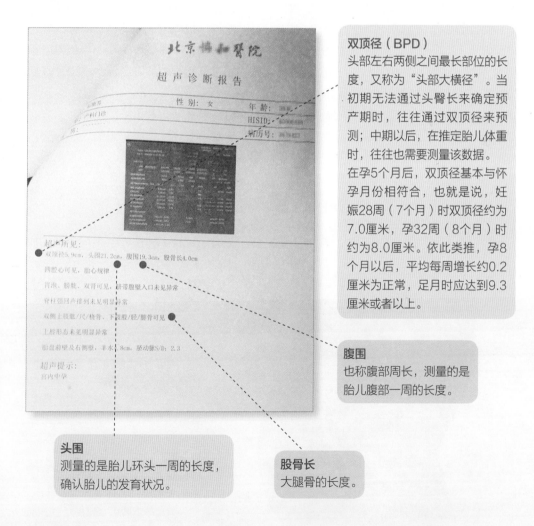

双顶径（BPD）
头部左右两侧之间最长部位的长度，又称为"头部大横径"。当初期无法通过头臀长来确定预产期时，往往通过双顶径来预测；中期以后，在推定胎儿体重时，往往也需要测量该数据。
在孕5个月后，双顶径基本与怀孕月份相符合，也就是说，妊娠28周（7个月）时双顶径约为7.0厘米，孕32周（8个月）时约为8.0厘米。依此类推，孕8个月以后，平均每周增长约0.2厘米为正常，足月时应达到9.3厘米或者以上。

腹围
也称腹部周长，测量的是胎儿腹部一周的长度。

头围
测量的是胎儿环头一周的长度，确认胎儿的发育状况。

股骨长
大腿骨的长度。

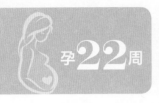

孕22周 我长出娇嫩的指甲了

宝宝的成长

22周的胎宝宝又长大了好多，他的眉毛和眼睑已经清晰可辨，看上去已经有了新生宝宝的样子了。皮肤看上去仍然是红红的、皱皱的，就像个"小老头"。宝宝的牙齿也开始发育了，但主要是恒牙的牙胚在发育。内脏器官中的胰腺也正在发育之中，它肩负着内分泌和外分泌的重要任务。宝宝现在已经具有了一定的听力，可以听到准妈妈说话的声音和外界的一切声响。调皮的胎宝宝手部的小动作也多了起来，不是抓抓小鼻子，就是揉擦小脸、拍拍小脸蛋，有时还会撅撅小嘴巴。

妈妈的变化

最近你会发现胎动更加频繁了，好像无论你做什么事，胎宝宝都在积极地做出回应，让你感受到这个小家伙的存在。孕妈妈的身体越来越重，但是总体来说肚子还不是很大，早先出现的恶心症状也已经消失，感觉还比较舒服。但是由于子宫日益增大压迫肺部，所以上楼时会感到吃力，会出现呼吸相对困难的情况。另外，由于孕激素的作用，孕妈妈的手指、脚趾和全身关节韧带变得松弛，因而会觉得不舒服。如果走路时脚步快了些，腹部有可能会忽然感到一阵剧痛，这是子宫肌肉伸缩引起的，是这个阶段常见的症状，以后慢慢会有所好转，建议暂且把行动节拍放慢，以适应这一生理现象。

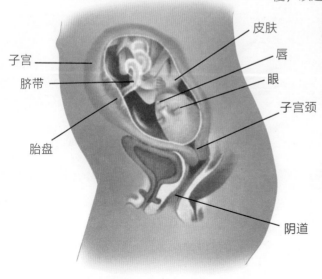

子宫
脐带
胎盘
皮肤
唇
眼
子宫颈
阴道

产科专家告诉你

注意预防腰腿疼痛

为了防止腰、腿部神经痛或膀胱刺激征的发生，应格外注意下身的保暖了，特别是寒冷时节。贴身内裤应挑选保暖效果好的覆盖式内裤(裤腰能覆盖肚脐及以下部分)。或者可以选用腹带，既能保温，又能在下腹处轻轻托起增大的腹部，使身体稳定性增加，阻止子宫脱垂，保护胎位。

日常保健

睡会儿午觉，精神好

怀孕后，孕妈妈需要的睡眠时间比孕前会多一些，这时孕妈妈睡个午觉，可以养足精神，有利于缓解孕妈妈的疲劳，还能促进胎宝宝的健康发育。但需要提醒孕妈妈的是，孕期睡午觉时间不宜太长，且睡觉姿势要舒服。

午睡时间控制在1~2小时为宜

睡得过久，易进入深度睡眠状态，突然醒来，会导致脑供血不足，孕妈妈会感到轻微的头痛和全身乏力。

避免在风口睡觉

孕妈妈午觉时要注意保暖，如果是夏天要在远离出风口的地方睡觉，休息时可在身上盖一条毛毯，避免着凉。

不要趴着午觉

因为孕妈妈趴着睡午觉会减少头部的血液和氧气的供应量，甚至压迫到胸部，进而影响到血液循环和神经传导，甚至损伤孕妈妈脊椎和颈椎，让孕妈妈更不舒服。

孕期多汗，其实是身体自我保护性表现

到了孕中期，孕妈妈身体多汗的情况越来越明显，尤其是晚上一觉醒来，手脚、头发、外阴等汗腺较多的地方出汗也较多，这时，孕妈妈不必过于担心，因为这种多汗是孕妈妈身体的一种自我保护的表现。

孕妈妈多汗主要是因为在怀孕期间，孕妈妈体内激素水平升高，导致体温上升，随之血液循环加快，同时皮肤血流量也会增加，进而出现多汗。而且孕妈妈多汗，会带走体内代谢废物，加速体内毒素排出，有利于孕妈妈身体健康。

住高楼的孕妈妈要注意增加运动量

有些孕妈妈住在高楼里，感觉上下楼不方便，喜欢"宅"在家里。其实这是不建议的，因为高层建筑的墙壁、地板等绝缘效果好，空气干燥时，身体容易产生"静电"，而孕妈妈长期接触静电，会降低体内孕激素水平，导致身体疲惫、精神烦躁等不适，甚至会引发流产或早产。对此，孕妈妈应该做到以下几点：

1. 孕妈妈应该多到户外活动活动，这样有利于增强体力，提高自身的免疫力，促进胎宝宝健康发育。

2. 如果孕妈妈实在不方便下楼，可以在室内做做孕妇操。为了避免产生静电，可以不穿鞋，直接在地板上做操。

营养饮食

饮食不要太贪凉

夏季天气炎热，再加上孕妈妈在这特殊时期体质较为燥热，有的孕妈妈就喜欢吃冷饮解暑降温，但需注意，不要因贪吃冷食而影响自己和胎宝宝的健康。孕妈妈的肠胃对冷热的刺激非常敏感，多吃冷饮会使胃肠血管突然收缩，胃液分泌减少，消化功能降低，从而引起食欲缺乏、消化不良、腹泻，甚至引起胃部痉挛，出现腹痛现象。

而且，如果孕妈妈大量贪食冷饮，还会对呼吸道产生影响，导致潜伏在咽喉、气管、鼻腔、口腔里的细菌与病毒乘虚而入，引起嗓子痛哑、咳嗽、头痛等症状，严重的还易诱发上呼吸道感染或扁桃体炎等。

吃冷饮除了可以使孕妈妈发生以上病症外，还可能刺激胎宝宝。当孕妈妈喝冷水或吃冷饮时，胎宝宝会在子宫内躁动不安，引发频繁的胎动。

适合孕妈妈吃的夏季冷食

夏季由于天热而容易流汗，所以盐分流失较多，孕妈妈又容易食欲缺乏，或吃的食物营养不够均衡，所以食补应以清淡且能满足营养需求为原则。

比较适合孕妈妈夏天吃的冷食有：鲜榨果汁，如柠檬汁、西红柿汁等，这些水果中含有很高的营养成分；另外像冬瓜、红枣、荷叶、茯苓、扁豆、莲子等也是很好的夏季凉补食材，可将其制成红枣茶、冰糖莲子粥、冬瓜蛤蜊汤、荷叶排骨饭等。

预防"秋瓜坏肚"

秋季天气凉爽、干燥，孕妈妈的食欲有可能会逐渐提高，此时应特别注意"秋瓜坏肚"。立秋后，西瓜、香瓜、菜瓜，孕妈妈都不能多吃，否则会损伤脾胃的阳气。在饮食的调理上，应多吃滋阴润燥的食物，如芝麻、糯米、大米、蜂蜜、甘蔗、菠萝、乳品等。

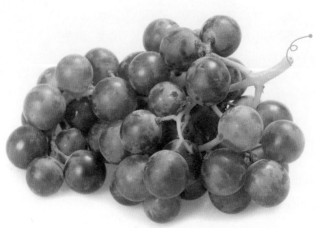

水果要放在常温下食用，葡萄等寒凉性水果可以在温水里泡一泡再吃。

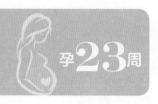

孕**23**周 有了微弱的视觉

宝宝的成长

23周的时候，胎宝宝的皮肤还是红红的、皱皱的，到出生时，才可能变成粉红色或微红色。透过皮肤显露出的血管的颜色是皮肤变红的原因。他真正的肤色会在出生后的头一年表现出来。最值得一提的是，在这个时期，宝宝的视网膜已经形成，并具备了微弱的视觉。另外，这个时候胎宝宝可以做吞咽动作了，但是暂时还不能排便。他在你的子宫里能够听到很多声音，比如狗叫、吸尘器的鸣响，这些都能帮助他在出生后听到这些声音时泰然自若。宝宝肺部的组织及血管正在发育当中，为他的呼吸做准备。肺是宝宝最后发育完善的器官，完全发育还要再等几个月。

妈妈的变化

孕妈妈的腹部现在看上去已经是圆滚滚的了，体重也在稳定增加。在做产前检查的时候可以听到十分有力的胎宝宝心跳的声音，这会使孕妈妈感到非常奇妙。这时的胎动次数有所增加，程度也更加明显。由于子宫日益增大，孕妈妈上楼时仍会感到吃力，呼吸相对困难，因此要穿宽松的衣服和鞋子。孕妈妈还会发现阴道分泌物增加，这也是正常的，不用担心。

产科专家告诉你

孕妈妈要多吃健康的零食

孕妈妈这时会特别偏好某些食品，看到平时爱吃的冰淇淋、可乐或者麻辣豆腐时非常的眼馋。偶尔稍稍地放松一下对自己的要求是没关系的，但一定要有节制，尽量用其他的健康食品来替代这些可能给你和胎儿带来危害的食物。还要注意加强锻炼，不要让体重增加太多。

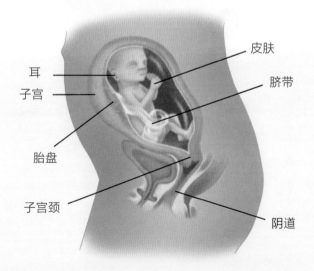

耳
子宫
胎盘
子宫颈
皮肤
脐带
阴道

日常保健

孕妈妈远离水肿和静脉曲张

缓解水肿的方法

1.平躺，把脚抬高。这样可以使血液更容易回到心脏，水肿也就比较容易消除。

2.坐着的时候，把脚稍稍垫高。坐在椅子上的时候，可以把脚放在小台子上；坐在地板上的时候，可以用坐垫等把脚垫高。

3.游泳。游泳可以锻炼腿部，使静脉血更容易回到心脏，但是孕妈妈游泳前要得到医生的许可。

4.适当的散步。借助小腿肌肉的收缩力可以使静脉血顺利地返回心脏，因此散步对于水肿的预防是很有效果的。

5.扶住支撑物，脚上下活动。做这种运动时，脚上下活动，会使得小腿的肌肉收缩，从而有助于预防静脉曲张。孕妈妈由于肚子变大很容易失去平衡，所以一定要扶住柱子、墙壁或是桌子等支撑物。

6.按摩。从脚沿小腿方向逐渐向上进行按摩，有助于血液返回心脏。睡前进行的话可以缓解腿部酸痛，有助于睡眠，洗澡时按摩也是个不错的选择。

7.注意饮食平衡。要注意盐分的摄入量，过多的盐分会引起水肿。快餐里含有大量盐分，所以建议孕妈妈尽量少吃快餐。

缓解静脉曲张的方法

1.不要提重物。重物会加重身体对下肢的压力，不利于症状的缓解。

2.不要穿紧身的衣服。腰带和鞋子也不能过紧，而且最好穿低帮鞋。

3.不要长时间站或坐。当然也不能总是躺着。在孕中晚期，要减轻工作量并且避免长期处于一个姿势站立或仰卧。坐时两腿避免交叠，以免阻碍血液的回流。

4.采用左侧卧位。休息或者睡觉时，孕妈妈采用左侧卧位更有利于下肢静脉的血液循环。另外睡觉时可用毛巾或被子垫在脚下面，这样有助于减轻腿部压力，利于血液回流，从而缓解静脉曲张的症状。

5.避免高温。高温容易使血管扩张，加重病情。

6.控制体重。如果体重超标，会增加身体的负担，使静脉曲张更加严重。

产科专家告诉你

不要穿紧口袜

孕妈妈不宜再穿一般的袜子，尤其是紧口袜。医用弹性袜是孕妈妈的理想选择。这种弹性长筒袜以适当压力让静脉失去异常扩张的空间。坚持穿这种袜子，因静脉曲张引起的不适症状，包括疼痛、抽筋、水肿及淤积性皮炎等，都将伴随着静脉逆流的消除与静脉回流的改善而得到缓解。

孕期运动

腿部肌肉运动

　　腿部运动可以促进下肢血液循环，锻炼腹部沟的肌肉和关节韧带的张力，可以防止由于子宫的压力增大而产生的腿部疲劳、麻痹和抽筋。

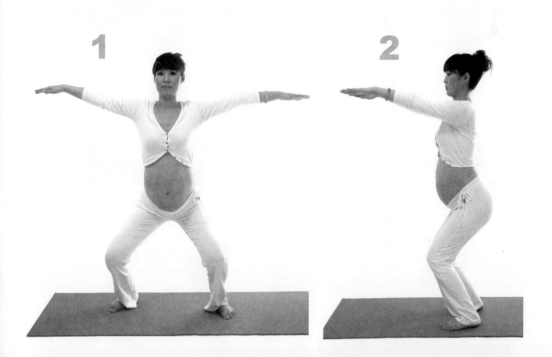

两腿分开半蹲

第一步：将两腿向左右方向大幅度分开，在这样的站立姿势下平伸双臂至肩部的高度（图1）。

第二步：保持双臂平举，让双腿的夹角接近90°，然后下坐2次，将力量集中到臀部再向上提升2次。

功效：锻炼大腿内侧和臀部肌肉。

半坐式

具体做法：

第一步：两腿分立，与肩同宽，双臂向前平伸，与肩同高（图2）。

第二步：慢慢将双腿分开，先下坐再站起，尽可能不让臀部往后陷，让双腿集中力量坐下再站起。如果觉得保持平衡较为困难，可以扶着椅子或书桌的边缘来完成这个动作。

注意事项：强化大腿内侧肌肉。

转动手腕脚腕

　　许多孕妈妈会出现足部和脚腕肿胀的现象，尤其是职业女性，由于久坐或久站，而产生血液循环不畅，引起这种不适现象。因此随时给手腕、脚腕做按摩或常常转动手腕、脚腕，对缓解这种不适是很有好处的。

转动手腕、脚腕

第一步：捏紧拳头，手腕先向上弯曲（图1）再向下弯曲（图2），接着进行从里向外和从外向里的转动。

第二步：将双腿向前平伸，背部挺直，双手撑住地面。脚尖尽量向后屈曲（图3），再改向前伸出（图4），双脚从里向外再从外向里地转动。

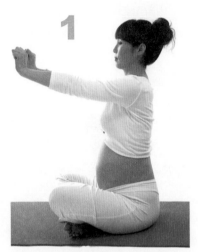

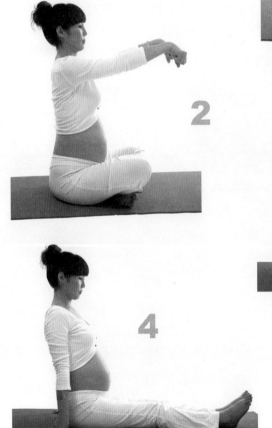

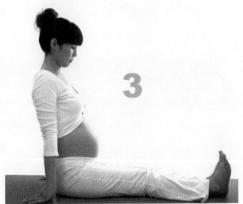

营养饮食

清理肠胃，去除口臭的饮食

孕妈妈要想治愈令人尴尬的口臭，必须先清理肠壁以及排出相关脏腑中的毒素，使肠胃功能恢复正常，进而将沉积在肠内的食物糟粕排出体外，这是根除口臭的第一步。接下来，孕妈妈需要做的更重要的一件事，就是注意平时的饮食，一定要有所节制，不要暴饮暴食，少吃不容易消化的食物，不给肠胃增加负担，从根本上治愈口臭，恢复清新口气，保证身体健康。

去除口臭的四种食物

1.富含纤维素的蔬菜和水果。包括苹果、胡萝卜、芹菜等。口干很容易引起口腔异味，口水具有天然的杀菌作用。这些蔬菜和水果有助于分泌大量唾液，帮助孕妈妈润湿口腔，清除附着在牙齿上面或塞在牙缝中的食物残渣。

2.含大量维生素C的食物。浆果、柑橘、西瓜等天然食物中，含有大量维生素C，能使口腔形成一个不利于细菌生长的环境，经常摄入维生素C对牙床的健康也非常有益。

3.香芹、薄荷、香菜等味道清爽食物。这些草本植物有助于消除口中的异味，尤其是烟味。为了达到更好的效果，这些东西嚼得时间越长越好，也可以用来沏茶喝。此外，上述这几种草本植物对消化也有好处。

4.酸奶。每天坚持喝酸奶可以降低口腔中硫化氢的含量，硫化氢是口腔异味的罪魁祸首。按时喝酸奶还可以阻止口腔中有害细菌的产生，这些细菌会引起牙床疾病或牙菌斑。但需要注意的是，含糖的酸奶起不到这种效果。

凉拌莴笋

材料 莴笋1根，生抽、鸡精、香油、盐各适量。

做法

1.将莴笋去皮，洗净，切成片。

2.用适量的盐拌一下，放置一会儿后沥出盐水，放入适量的生抽、鸡精，再滴上几滴香油即可。

功效 孕妈妈食用可以清理肠胃，去除口臭。

芹菜炒瘦肉

材料 瘦肉200克，芹菜100克，植物油、盐、料酒、面酱、葱、姜、酱油、湿淀粉、味精各适量。

做法

1.将肉、葱、姜均切丝。肉丝用少许酱油、料酒、盐拌匀，加上湿淀粉，抹些植物油。酱油、料酒、味精、葱、姜、湿淀粉兑成汁。芹菜去叶，洗净，在开水中焯一下，切段。

2.锅内倒油烧热，边下肉丝边翻动，肉丝散开后加面酱，出味后加芹菜段略炒，倒汁，起泡时翻匀即可。

功效 这道菜清热解毒，祛风除湿，降脂降压，润肠通便。

完美胎教

抚摸胎教——跟宝宝做"推、推、推"的游戏

有规律的抚摩胎教，就像是妈妈与胎儿的对话一样，可以形成良性反应与互动。

到了怀孕6个月，胎宝宝的活动越来越丰富，宝宝的感觉也越来越灵敏。此时，孕妈妈通过抚摸胎教可以锻炼胎宝宝的触觉，同时促进胎宝宝大脑细胞的发育。尤其在这个胎宝宝成长很快的时期，你与胎宝宝的互动会对宝宝产生非常重要的影响。

抚摸胎教前的准备

抚摩胎儿之前，孕妈妈应排空小便。在抚摩胎儿时，孕妈妈要避免不良情绪，应保持稳定、轻松、愉快、平和的心态。进行抚摩胎教时，室内环境要舒适，空气要新鲜，温度要适宜。

采取的姿势

孕妈妈仰卧在床上，头不要垫得太高，尽量全身放松，呼吸匀称，心平气和，面部呈微笑状，将双手轻放在腹部，也可将上半身垫高，采取半仰姿势。不论采取什么姿势，一定要以较好的舒适度为准。

抚摸胎教的方法

1.双手从上至下，从左至右，轻柔缓慢地抚摩胎儿。反复10次后，用食指或中指轻轻抚压胎儿，然后放松。也可以在腹部松弛的情况下，用一个手指轻轻按一下

胎儿再抬起，来帮助胎儿做体操。这个抚摩体操适宜在早晨和晚上做，每次时间不要太长，5~10分钟即可。

2.你现在可以试试和你腹中的宝宝做"推、推、推"的游戏，当他把你的肚皮顶起一个小鼓包时，你可以一边跟他说话，一边用手摸摸他，偶尔轻轻推一下，看他有什么反应。经常这样做，胎儿会发现这是个有趣的游戏，会和你玩得很起劲的。

3.做抚摸胎教的时候，孕妈妈要全身放松，呼吸均匀，心气平和，面带微笑，双手轻轻放在腹部胎宝宝所在的位置上。双手从上至下，从左到右缓缓轻柔地进行，抚摸时动作要轻柔，不可用力。一边抚摸或者轻拍，一边默想或轻轻对他说："宝宝，你很聪明很可爱，妈妈很爱你。"或者把你对宝宝美好的期望表露出来。时间不要过长，每次2~5分钟，每天2~3次。如果配上优美的背景音乐效果会更好。

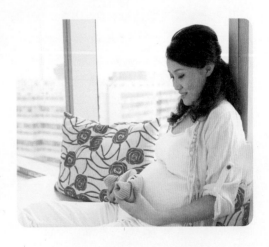

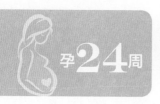

孕**24**周

妈妈，
我也会咳嗽呢

宝宝的成长

　　胎宝宝此时已经发育得占据了子宫相当大的空间，体重大概增加到了650克，身长为28~30厘米，身体还在协调生长，很快也会增加更多的脂肪。他的脸和身体基本上与出生后一样了。皮肤薄而且有很多小皱纹，浑身覆盖了细小的绒毛。这时宝宝的味蕾已发育得相对比较成熟了，口味倾向会受到孕妈妈的影响。大脑发育进入成熟期，发育速度很快。

　　他的肺里面正在发育着"呼吸树"的"分枝"，以及负责分泌表面活性剂（一种有助于肺部肺泡更易膨胀的物质）的肺部细胞。此时孕妈妈偶尔会感到子宫里突然好像被什么东西敲打，原来是胎宝宝在咳嗽呢。

妈妈的变化

　　现在孕妈妈的子宫相当于一个足球那么大。随着腹部和胸部皮肤的拉长，可能时不时会感到皮肤有些发痒。孕妈妈可能还会觉得眼睛对光线更加敏感，而且又干又涩。有时还会有牙痛或口腔炎。因为有了子宫的压迫，下半身的血液循环不畅，会格外疲劳，而且很难解除这种疲劳。这些都是孕期的正常生理反应。在这一时期，孕妈妈的乳房更大了，有的孕妈妈在洗澡以后，会流出淡淡的初乳。脸上和腹部的妊娠斑较之前更加明显。另外，这个时期的孕妈妈都会感觉到胎心音和更加有力的胎动，准爸爸可以为孕妈妈购买一台胎心仪来随时监听胎宝宝的胎心音，也可以把耳朵贴近孕妈妈的腹部来听。

🧑‍⚕️ 产科专家告诉你

该去接受血糖筛检测试了

　　大多数的准妈妈在24~28周之间会接受一次血糖筛检。这个测试是用来筛查妊娠期糖尿病（一种怀孕期间具有高血糖症状的疾病）的。如果你的血糖筛检测试呈阳性，并不意味着你就患有这种妊娠糖尿病，但是它表示你确实需要接受更进一步的葡萄糖耐量测试来确定你是否患病。

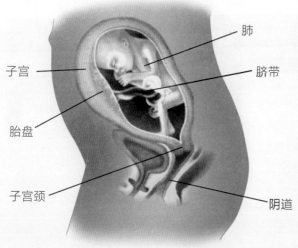

子宫

胎盘

子宫颈

肺

脐带

阴道

日常保健

孕妈妈抽筋怎么办

孕妈妈抽筋多是缺钙所致。尤其在孕中晚期，孕妈妈的钙需求量明显增加，一方面是由于母体的钙储备需求增加，另一方面是由于胎宝宝的牙齿、骨骼钙化加速。当孕妈妈钙摄入量不足时，胎宝宝就会摄取母体骨骼中的钙，导致孕妈妈发生抽筋、腰酸背痛等情况，更严重者，甚至会导致软骨病。另外妊娠期腹内压力的增加，会使血液循环不畅，这也是造成腿抽筋的原因。

出现抽筋的情况该如何应对呢？以下介绍几种方法：

1.平时要适当进行室外活动，多晒太阳。

2.饮食要多样化，多吃富含钙质的食物，如海带、芝麻、豆类等。另外，每天1杯牛奶也是必不可少的。

3.睡觉时调整好睡姿，采用最舒服的侧卧位。伸懒腰时注意两脚不要伸得过直，并且要随时注意下肢的保暖。

4.注意不要让腿部肌肉过度劳累，不要穿高跟鞋。睡前对腿和脚部进行按摩。当小腿抽筋时，可先轻轻地由下向上按摩小腿的后方（腿肚子），再按摩脚趾及整个腿，若仍未缓解，可以尝试把脚浸泡在温水盆内并热敷小腿，扳动足部，一般都能缓解抽筋。（还可以参考P92缓解抽筋的伸展运动）

5.泡脚和热敷。睡前可以把生姜片加水煮开，待温度降到脚可以承受时用来泡脚。生姜水不但能缓解疲劳，还能促进血液循环，安神助眠。泡脚时水量以没到小腿肚以上为宜，这对预防抽筋特别有效。或者用湿热毛巾热敷一下小腿，也可以使血管扩张，减少抽筋。同时有助于睡眠。

孕妈妈在泡脚的时候，不能进行脚底按摩，否则会导致腹部不适，甚至出现流产。

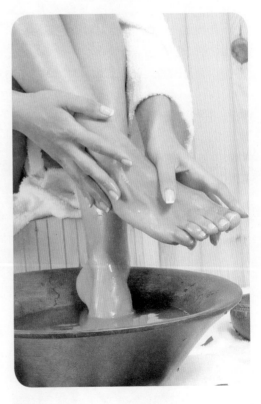

营养饮食

多食富含钙的食物，坚固胎宝宝的骨骼和牙齿

根据《中国居民膳食营养素参考摄入量（2013版）》中孕早期推荐钙的摄入量是每天1000毫克，孕中晚期是每天1200毫克，然而调查显示，我国孕妈妈实际膳食钙摄入量为每天500~800毫克。按此标准，目前许多孕妈妈的钙摄入量不足，因此，对孕妈妈来说，平时除了补充钙剂外，还要特别注意多食用富含钙质的食物，这样才能确保胎宝宝骨骼和牙齿的正常发育。

豆腐 每100克豆腐含钙164毫克，且容易消化吸收，有利于孕妈妈补充钙质。

牛奶 人体最好的钙质来源，而且钙和磷的比例非常适当，利于钙的吸收，适合需要补钙的孕妈妈食用。

虾皮 味道鲜美的补钙能手，大约25克虾皮中含500毫克以上的钙质，所以人们常说虾皮紫菜汤是补钙的佳品，但由于虾皮含有亚硝酸胺类致癌物，孕妈妈应该控制好食用量。

怎样让钙质的吸收利用达到最大

孕妈妈通过食物补充的钙质，进入到体内后是否能够很好地被吸收利用，以保证自身和胎宝宝对钙质的需求呢？答案往往是否定的，食补的钙质起到的效果往往欠佳，下面提出几点提高钙质吸收利用的建议。

1. 少量多次补钙。人体吸收钙的能力有限，如一次性摄入过多，钙来不及吸收就会被排出体外，不但浪费，还会造成身体的负担。如果牛奶分2~3次喝，补钙效果就可以大大提高。

2. 选择合适的补钙时间。血钙浓度在后半夜和早晨最低，睡前半小时补些钙，能提高吸收率，最好喝牛奶来补充。

3. 多晒太阳补充维生素D。天气好的时候，孕妈妈可以多晒晒太阳补充些维生素D，这样可以促进钙质的吸收。注意隔着玻璃晒太阳除了使你的皮肤变黑，是无助于钙质吸收的。孕妈妈也可以补充含有维生素D的复方钙。

南瓜牛奶大米粥

材料 大米、南瓜各100克，牛奶50克，白糖10克。

做法

1. 南瓜去皮，洗净切块，放蒸笼上蒸软；大米淘洗干净，用水浸泡30分钟。

2. 锅置火上，倒入适量清水烧开，放入大米大火煮沸后转小火熬煮成粥，加入蒸软的南瓜块，拌匀，加入牛奶拌匀，加白糖调味即可。

功效 牛奶补充钙质，且含有维生素D，孕妈妈常食，可以促进钙质吸收，保证胎宝宝骨骼和牙齿的正常发育。

产检讲堂

孕24~28周，需要做妊娠糖尿病筛查了

孕妈妈在孕24~28周需要进行一次糖尿病筛查，检测是否患有妊娠期糖尿病，因为患有妊娠期糖尿病的孕妈妈都是很胖的，容易生出巨大儿，增加分娩的危险性，还会导致胎儿患潜在糖尿病情况。

葡萄糖【50g，1小时】（Glu）
孕妈妈随机口服50克葡萄糖，溶于200毫升水中，5分钟内喝完。从开始服糖计时，1小时后抽微量血或静脉血测血糖值，血糖值≥7.8mmol/L，为葡萄糖筛查阳性，应进一步进行75克葡萄糖耐量试验（OGTT）。

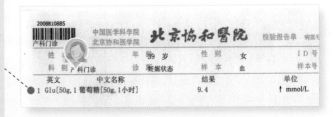

糖筛查试验（GCT）： 这是血糖高低的指标。体内葡萄糖主要来源于食物中的碳水化合物，肝脏具有合成、分解与转化糖的功能。无论是否处于妊娠期，静脉血浆葡萄糖值为空腹>5.8mmol/L，喝糖水后2小时≥11.0mmol/L，就可确诊为糖尿病。

葡萄糖【0小时】（Glu0）
正常值<5.1mmol/L。

葡萄糖【1小时】（Glu1）
正常值<10.0mmol/L。

葡萄糖【2小时】（Glu3）
正常值<8.5mmol/L。

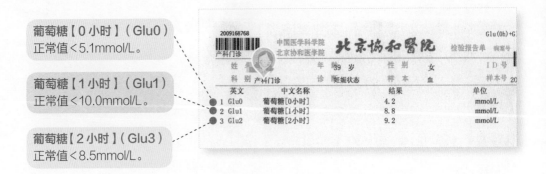

葡萄糖耐量试验（OGTT）： 是检查人体糖代谢调节机能的一种方法。孕妈妈正常饮食3天后，禁食8~14小时，空腹时抽血测空腹血糖，然后在5分钟内喝完含葡萄糖粉75克的200~300毫升的糖水。从开始服糖计时，服糖水后1、2、3小时分别抽取静脉血，检测血糖值。有任何一项指标超标，请自己去营养科挂号咨询，或及时就诊。

本月关注

按摩预防腹部、腿部妊娠纹

妊娠中期，因为孕妈妈体重的增加，在腹部、大腿、臀部容易出现妊娠纹。妊娠纹不容易治疗，产后也不容易消失。它的出现和多少是因个人体质而异的，有些人天生皮肤质地佳，出现妊娠纹的概率小、数量少；而有些人的皮肤质地相对较差，出现妊娠纹的概率大、数量多。

预防妊娠纹的原则

1.孕妈妈最好多喝水。保证皮肤不干燥，以预防妊娠纹。

2.白天和晚上涂抹防止妊娠纹的乳霜或美容油。晚上涂抹的量要比早上的量多才有效。

3.远离甜食与油炸食品。在怀孕期间，避免摄取甜食和油炸食品，均衡摄取身体所需的优质营养，可以改善肤质，并增加皮肤的弹性。

4.控制体重。在怀孕时，每月体重增加不宜超过2千克。整个孕期过程中体重增加应控制在11~14千克。

5.慎用保健品。已经形成的妊娠纹是没有可以痊愈的方法的，所以建议孕妈妈不要轻易相信市面上的一些保健品，有妊娠纹的孕妈妈应该请医生帮忙，否则如果误用激素类药物，还会造成类似的萎缩纹。

6.涂护肤品。这里所说的护肤品可以是专门针对妊娠纹设计的油状或膏状的产品，也可以是橄榄油，或稀释过的VE油，市面上的复合精油最好不用。

涂抹时以腹部为主，顺便抹抹臀部和大腿内侧。皮肤总是从腹部开始被拉伸的。腹部的滋润工作做好了，抗拉伸能力增强了，就不易牵扯到大腿和臀部皮肤。

另外也要持之以恒，最理想的方法是每天洗澡后使用。到了孕后期当肚子越来越大时，孕妈妈会感到腹部紧绷，适量地涂上妊娠膏，可以舒缓紧绷感。不过要注意按摩的力度，不要太过用力，宜轻轻顺着一个方向按摩，如果太过用力地按摩，有可能会导致早产。

7.孕妈妈最好从孕四月开始坚持按摩。怀孕三个月以后，小腹虽然凸起尚不明显，只是微微隆起，但涂抹工作就可以开始了，不要以为皮肤还没有被拉伸就不用涂抹。记住，对付妊娠纹是以预防为主的，若真到皮肤拉伸出现裂纹再做修复，是很难恢复原样的。

 孕妈问

生头胎时没有妊娠纹，这次再怀也会没有吧？

产科医生答 尽管头胎没有长妊娠纹，但如果体重增长过快，还是有可能产生妊娠纹的。只要肚子变大，就会加重孕妈妈身体的负担，而皮肤的伸缩程度是有限的。体重增加过快，妊娠纹会随之出现。孕妈妈如能让自己的体重缓慢增加，那么皮肤也能逐渐展开，这样出现妊娠纹的可能性就会降低。

按摩预防腹部、腿部妊娠纹的方法

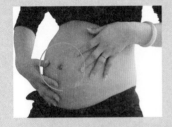

1.把乳霜涂在手上，以顺时针方向画圆的方式，边抹乳霜边按摩腹部。

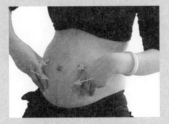

2.用指尖掐住肚子，再放开，这样反复3次。

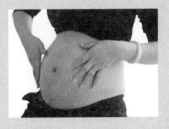

3.两手自然地放在肚子上，从外部往上抚摸。

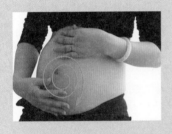

4.以肚脐为中心，从外向内地画圆式按摩。

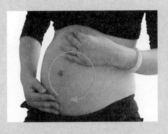

5.手掌微微弯曲，以肚脐为中心，顺时针轻轻拍打。

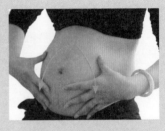

6.张开两手包住腹部，从上到下地抚摸。

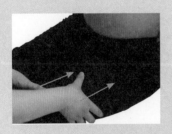

7.两手抓住大腿里外部，慢慢往上推。

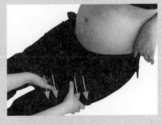

8.两手抓住大腿里外部用指尖稍微用力压住。

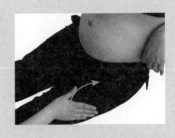

9.贴上掌心以顺时针方向，慢慢往上按到臀部。

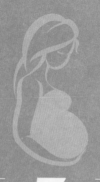

睁开眼睛看"世界"

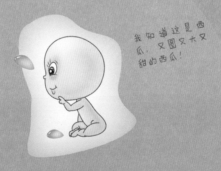

我知道这是西瓜，又圆又大又甜的西瓜！

我的眼睛已经能够睁开，妈妈晒太阳的时候光很强，我会把眼睛闭得紧紧的，光线柔和的时候我喜欢睁开眼睛看"世界"，还喜欢阳光把妈妈的肚皮晒得暖暖的。

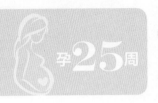

孕25周 手舞足蹈本领大

宝宝的成长

现在宝宝从头到脚长大约有34厘米长，重约680克，看起来已经有点肉肉的感觉了。随着宝宝体重的增加，他皱皱的皮肤也开始舒展开来，由于还没有皮下脂肪，所以皮肤仍显得有些单薄。

宝宝的大脑发育迎来了高峰期，细胞迅速增殖分化，大脑体积增大。胎宝宝也随着大脑知觉的发育而具有了刺痛感、刺痒感，并且很喜欢被摇动。胎动变得更加协调，而且更多样了，不仅能手舞足蹈，而且会转身。内脏器官除了心脏外，其他脏器发育已经接近成熟，肺泡也正在形成，宝宝开始进行最原始的呼吸练习，肺变得越来越结实了。

妈妈的变化

现在你的肚子变得更大，行动也不方便起来，腹部的沉重导致腰腿痛更加明显，此时做任何事都要小心，不要过量活动。另外随着腹部的不断增大，孕妈妈会发现肚子上、乳房上会出现一些暗红色的妊娠纹，脸上的妊娠斑也明显起来。随着宝宝在孕妈妈体内迅速生长，孕妈妈的体重开始增加，腰部变粗，衣服变得不再合身。这时，孕妈妈适宜穿着宽松、舒适的衣物。

有时候，孕妈妈会感觉到皮肤瘙痒，这是妊娠期间的一种常见症状，但在皮肤上没有肉眼可见的肿块或损害，一般不需要任何治疗。

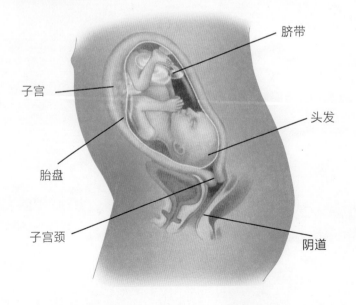

脐带

子宫

头发

胎盘

子宫颈

阴道

产科专家告诉你

孕妈妈要为宝宝大脑发育提供充足的营养

宝宝的大脑发育进入一个高峰期。这时妈妈可以多吃一些海藻、坚果、深海鱼类等健脑食品，为胎儿大脑发育提供充足的营养。

日常保健

预防妊娠高血压综合征的妙招

妊娠高血压综合征是一种妊娠期特有的疾病，表现为血压高，伴有水肿，验尿时会发现尿中蛋白质含量过高。严重时可导致抽搐、昏迷、心肾衰竭等病症，甚至还会导致更加严重的后果。所以孕妈妈要做好日常保健，并按时做孕期检查。

以下是容易患妊娠高血压综合征的人群，请格外注意：

1.年轻初产妇及高龄产妇。

2.体形矮胖者。

3.发病时间一般是在妊娠20周以后，尤其在妊娠32周以后为多见。

4.营养不良，特别是伴有严重贫血者。

5.患有原发性高血压、慢性肾炎、糖尿病合并妊娠者，其发病率较高，病情也比较复杂。

6.双胎、羊水过多及葡萄胎的孕妈妈，发病率较高。

7.冬季与初春寒冷季节和气压升高时，易于发病。

8.有家族病史，如孕妈妈的母亲曾患有妊娠高血压综合征，孕妈妈发病的可能性较高。

如何预防妊娠高血压综合征呢？

1.产前检查，做好孕期保健工作。妊娠早期应测量1次血压，作为孕期的基础血压，以后定期检查，尤其是在妊娠32周以后，应每周监测血压、体重，定期检查有无蛋白尿等体征，孕妈妈还需特别留意有无头晕等症状。

2.加强孕期营养及休息。加强妊娠中、晚期营养，尤其是蛋白质、多种维生素、叶酸、铁剂、钙剂的补充，对预防妊娠高血压综合征有一定作用。

3.重视诱发因素，治疗原发病。如果有患妊娠高血压综合征的家族病史，就要考虑遗传因素了。孕妈妈如果孕前患过原发性高血压病、慢性肾炎及糖尿病等均易发生妊娠高血压综合征。妊娠如果发生在寒冷的冬天，更应加强产前检查，及早处理。

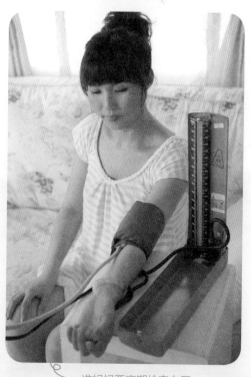

准妈妈要定期检查血压。

孕期运动

孕中期多种运动项目

妊娠中期可适度地进行体育锻炼，游泳、普拉提、瑜伽、球操以及跳舒缓的舞蹈都是可行的运动项目。

孕中期普拉提

伸展四肢

第一步：平躺，左腿伸直，右腿屈膝。右臂向上伸出，左臂自然地放在身体左侧（图1）。

第二步：开始进行腹式呼吸。长长地吸入一口气，在呼出的时候双臂和双腿的姿势分别互换（图2）。重复5~10次。

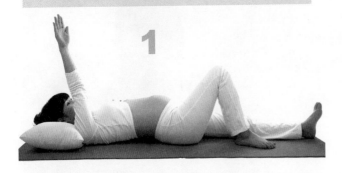

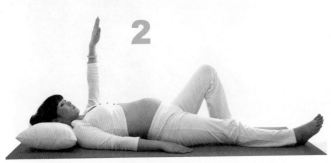

游泳

在国外，游泳是孕妇普遍参加的一项活动。孕期游泳能增强心肺功能，而且水里浮力大，可以减轻关节的负荷，消除水肿，缓解静脉曲张，且不易扭伤肌肉和关节。孕妈妈游泳要选择卫生条件好、人少的室内游泳馆进行。下水前先做一下热身，在身上轻拍一些水将身体打湿以适应水的温度，游泳时以无劳累感为佳。这样的运动有益于母亲的消化吸收和胎儿的生长发育。

其他运动

量力而行，避免危险运动

一定要根据自己的情况来做运动。除了游泳，还可以做一些轻微的活动，比如散散步、跳跳舞、做做健身球运动。孕中期体重增加，身体失衡等情况孕妈妈还未完全适应，这个时候切记不要做爬山、登高、蹦跳之类的平衡运动，以免发生意外。

此时的孕妈妈可以做一些躺着进行的体操动作，如果运动中感到疲倦或不舒服则应立即停止运动。

营养饮食

合理摄入脂肪，有利于宝宝大脑发育

脂肪对胎宝宝中枢神经系统的发育和维持细胞的完整性有重要作用，孕妈妈的膳食中如果缺少脂肪，不仅会导致胎宝宝体重增长停滞不前，还会影响大脑和神经系统发育。孕妈妈自己也有可能发生脂溶性纤维素缺乏征，但如果摄入过多，会导致孕妈妈和胎宝宝肥胖，对母子的健康都不利。

怎样合理补充脂肪

增加不饱和脂肪酸，多吃核桃等坚果。不饱和脂肪酸是大脑和脑神经的重要营养成分，核桃、葵花子、南瓜子、松子、开心果、腰果等坚果中含有丰富的不饱和脂肪酸，孕妈妈可以适量食用。每天以25~30克为宜，也就是一个手掌心的量，进食过多则容易导致肥胖。

鱼富含ω-3脂肪酸，能让宝宝更聪明。鱼肉中富含ω-3脂肪酸，能促进大脑发育，但是鉴于当前的水域污染问题，吃鱼也不要过量，建议每周吃1~2次，每次在100克以内就可以。

两个关键的补脑期。在胎宝宝3~6个月时，是脑细胞迅速增殖的第一个阶段，称为"脑迅速增长期"。第二阶段是胎宝宝7~9个月时，这个时期是神经细胞增殖，树突分支增加的重要时期。这两个阶段，孕妈妈要增加补脑食品的摄入量。除了前面介绍的富含脂质的补脑食物以外，以下这些食物也都是很好的补脑食品：如粮谷类的小米、玉米等；水产类的海螺、牡蛎、虾、海带、紫菜等；蔬菜类的黄花菜、冬菇、香菇等；家禽类的鸭、鹌鹑等。

莲子猪肚

材料 猪肚1个，莲子40粒，香油、盐、葱、姜、蒜各少许。

做法

1. 将猪肚洗净，内装水发莲子（去心），缝合；放入锅内，加清水炖熟。
2. 将猪肚捞出晾凉，切细丝，同莲子放入盘中，加香油、盐、葱、姜、蒜拌匀即成。

功效 猪肚含有蛋白质、脂肪、碳水化合物、维生素及钙、磷、铁等，具有补虚损、健脾胃、补脑益智的功效。

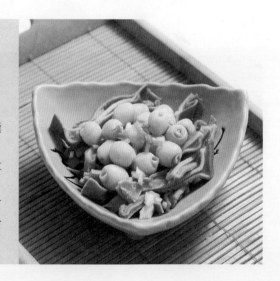

完美胎教

意念胎教，畅想宝宝的漂亮模样

有不少孕妈妈在怀孕期间喜欢欣赏漂亮的婴儿照片，有的还在自家的墙壁上张贴可爱的宝宝照片，希望自己的孩子出生以后也能够像图片上的孩子一样健康漂亮。

虽然目前没有科学研究能够证实欣赏漂亮孩子的孕妈妈，生出的孩子也会漂亮，但是经常欣赏漂亮的婴幼儿照片，能使孕妈妈心情愉快则是可以肯定的。

我国古代有"欲子美好，数视璧玉"的说法，现代科学也认为，想象既可作用于孕妈妈自身，又可作用于胎宝宝。所以有些专家认为在孕期设想孩子的形象在某种程度上相似于将要出生的孩子，即孕妈妈经常设想自己孩子的模样，出生后的宝宝有可能与设想中更为接近。

一般来说，孕妈妈可以把自己的想象通过语言、动作等方式传达给腹中的胎宝宝，并且要持之以恒。例如可以告诉胎宝宝："眼睛要长得像妈妈，鼻子要像爸爸……"孕妈妈可以在临睡前跟胎宝宝多多交流，培养宝宝与妈妈的感情，让宝宝理解妈妈的需求，也许真的能在外貌上取父母之长，成为非常健康漂亮的宝宝呢！

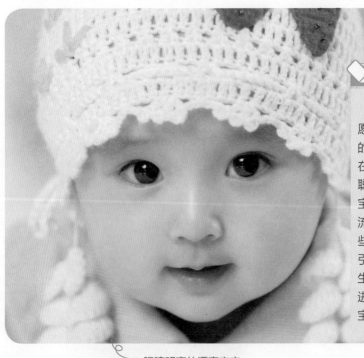

眼睛明亮的漂亮宝宝

写给爸爸

当孕妈妈怀着美好的愿望在心中猜想未来宝宝的模样时，准爸爸也一定在脑海中试着想象出一个聪明可爱、活泼健壮的宝宝，这时可以跟妻子多交流一下，鼓励妻子多想一些对胎宝宝有益的事情，引导她消除可能对胎宝宝生长发育不利的想法，增进夫妻感情的同时，对宝宝的成长也是有利的。

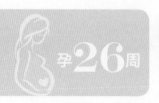

孕**26**周

摸摸我的
小手小脚吧

宝宝的成长

宝宝现在体重不到720克，身长约34.3厘米，从现在到出生，他的体重还会增加3倍以上呢。现在胎宝宝的皮下脂肪开始出现，但并不多，所以看起来还是瘦瘦的。这些皮下脂肪可以帮助宝宝适应离开子宫后更低的外界温度，并提供出生后头几天的能量和热量。有了皮下脂肪，宝宝的皮肤显得更光滑、漂亮了，这时的胎宝宝全身仍然覆盖着一层细细的绒毛。

宝宝小耳朵中的神经传导系统正在发育，这意味着他对声音会更为敏感。

宝宝的肺还在持续发育中，他继续在羊水中小口地呼吸，这是在为出生后第一次呼吸空气打基础。胎宝宝在他的小房子里会频繁地来回乱动，还会抓住自己的小脚丫。

妈妈的变化

随着子宫的增大，孕妈妈的横膈膜上升，心脏被推向上方，另外由于心率加速和心搏量增加，心脏的工作量也增加了。随着子宫扩张，孕妈妈的腹部常常感到针扎一样的疼痛。这个阶段孕妈妈可能会觉得心神不安，睡眠不好，经常做一些记忆清晰的噩梦，这是对即将承担为人母的责任而感到忧虑的反应。其实不必如此，孕妈妈此时应该为了胎宝宝的健康发育而更加努力地保持良好的心境。

产科专家告诉你

随着腹部的隆起，在韧带拉长的过程中，痛感会伴随着孕妈妈的任何运动，如上床或翻身等动作。建议孕妈妈动作慢一些，不要做大幅度的动作。可以尝试用热敷的方法减轻疼痛。

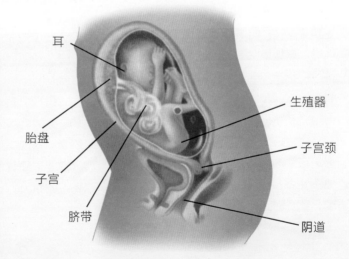

耳

生殖器

胎盘

子宫颈

子宫

脐带

阴道

日常保健

孕妈妈流鼻血怎么办

孕妈妈流鼻血的处理方法

1.孕妈妈要随身携带一些纸巾，若有流鼻血的情况出现，先走到阴凉处坐下或躺下，抬头，用手捏住鼻子，然后将蘸冷水的药棉或纸巾塞入鼻孔内。

2.如果不能在短时间内止住流血，则可以在额头上敷上冷毛巾，并用手轻轻地拍额头，从而减缓血流的速度。

预防流鼻血的要点

1.注意调整饮食结构，少吃辛辣的食物，多吃含有维生素C、维生素E的食品，比如绿叶蔬菜、黄瓜、西红柿等蔬菜，苹果、芒果、桃子等水果，以及豆类、蛋类、乳制品等食物，以增强血管弹性，防止血管破裂出血。

2.少做擤鼻涕、挖鼻孔等动作，避免因损伤鼻黏膜血管而引起的出血。

3.每天用手轻轻地按摩鼻部和脸部的皮肤1~2次，促进局部的血液循环和营养供应，尤其是在冬天。

巧妙分辨不正常的"乳汁"

孕妈妈在孕中晚期会出现泌乳现象，这是正常的。但是要注意乳头上是否有其他不正常的非乳汁液体流出来。如有发现，要及时去医院进行检查，排除隐患。因为这极有可能是其他潜在的乳房疾病引起的。

乳腺肿瘤及乳癌

主要是因为怀孕造成雌激素水平急速上升，在促进乳房持续长大的同时，也会刺激已存在的雌激素依赖性肿瘤（乳腺纤维瘤或乳癌）快速生长。

这类疾病发生的机会不会因为怀孕而减少，反而会因为怀孕而容易被忽略，最后因为癌症细胞的快速生长而有不正常的液体流出。

急性乳腺炎

乳腺管内本身有乳汁淤积，乳汁是细菌繁殖的温床，若有细菌的感染易造成乳腺炎。

虽然大部分乳腺炎发生在产后哺乳期，但是也有少部分会发生在怀孕期。它通常只发生在单侧乳房，表现为局部的肿胀、疼痛，皮肤发红发热，可能会有化脓的液体流出，伴有臭味，孕妈妈会同时出现类似流感的症状，如发热、畏寒、全身无力等。

炎性乳腺癌

炎性乳腺癌也可能会出现局部的红肿热痛，出现类似乳腺炎的症状，此时可能就需要借助其他检查去做鉴别诊断，找出真正的原因。

营养饮食

孕妈妈尽量少吃动物肝脏

过去，人们都提倡孕妇的饮食中必须包括动物肝脏，因肝脏中含有丰富的维生素和微量元素，认为是孕妇食谱中必不可少的食品。但是，现代医学研究表明，过多地食用动物肝脏，也会有不良反应。

动物肝脏中维生素A含量较高

牛、羊、鸡、鸭等动物肝脏维生素A含量均高于猪肝，其中鸡肝中含量高于猪肝数倍。经研究发现，孕妇过多食用动物肝脏易导致体内维生素A蓄积，达到危及胎儿的水平，并可能有致畸作用。

英国学者通过对一些畸形儿，包括耳朵缺陷、头面形态异常、唇裂、腭裂以及眼睛缺陷、神经系统缺陷和胸腺发育不全的患儿调查，发现其患病均与孕妇过量食用动物肝脏有关。同时，动物实验也提示：如果喂养牲畜时添加维生素A，对未出生的胎儿会产生潜在危害。美国疾病控制中心发现，孕妇服用大量维生素A易发生胎儿畸形。美国曾报道过一例孕妇食用动物肝脏导致婴儿先天畸形的病例。

建议在食谱中减少或去除肝脏和肝制品

孕妈妈过多食用动物肝脏，会导致体内维生素A摄入过多，很容易超过每天所需的推荐摄入量。所以孕妈妈最好少食用动物肝脏，以偶尔吃一次为宜，每次控制在30～50克。至于动物肝脏中含有的丰富的维生素A、B族维生素和微量元素锌等，可以从其他食品中获得。可以多吃一些富含β-胡萝卜素的新鲜果蔬，例如胡萝卜、菠菜、白菜和橘子等。胡萝卜素可以转化为维生素A，同时还可提供孕妈妈所必需的叶酸。此外，可以通过食用鱼类、瘦肉补充B族维生素和微量元素锌等。

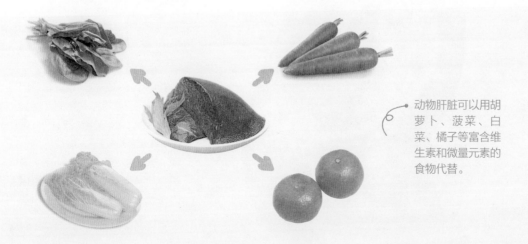

动物肝脏可以用胡萝卜、菠菜、白菜、橘子等富含维生素和微量元素的食物代替。

孕**27**周

早睡早起
有规律

宝宝的成长

宝宝现在开始填满孕妈妈的子宫了。这周他大概重780克，腿伸直时大约长34.5厘米。"小房子"的"墙壁"变薄了，外界的各种声音宝宝都听得见，他还会记住听到的声音呢，所以孕妈妈要好好说话给他听哦。此时胎宝宝舌头上的小味蕾已经可以分辨甜味和苦味了。现在他可以睁眼、闭眼，并且形成了有规律的睡眠周期。虽然他的肺还没有发育成熟，但如果宝宝在这个时候早产，可以在外力的辅助下存活。从现在开始，宝宝会经常打嗝，每一次通常持续几分钟，他不会觉得不舒服的。孕妈妈好好地享受这些有趣的时刻吧。

妈妈的变化

本周，孕妈妈的腹部明显隆起。这时能感到强烈的胎动。但孕妈妈对胎动的感觉程度是因人而异的，因此不必过多考虑胎动的次数和强度。一般来说，胎动频繁表示胎宝宝很健康。此外，这个时期孕妈妈的血压会略有上升，不过不用太过担心，只有当出现体重突然增加等状况时，才有患病的可能。

这一时期，孕妈妈背部下方疼痛是很常见的，但是更多的孕妈妈会经历后骨盆疼痛。你会觉得臀部里面疼，可能是一侧，也有可能是两侧，有时大腿后部也会疼痛。你的腿部肌肉可能偶尔会抽筋。腿部抽筋一般发生在晚上，但在白天也有可能发生。

嘴 眼 胎盘 子宫 脐带 子宫颈 阴道

产科专家告诉你

该去购买生产用品了

离分娩的日子越来越近了，趁着身体还不是特别笨重，可以开始为自己和宝宝购置生产用品了，比如，宝宝用的奶瓶、奶嘴、小被褥、鞋子、换洗的尿布等。有些东西，例如婴儿床、童车等，没有必要都买新的，可以向身边有过宝宝的姐妹、同事等借用，也可以节省不少钱呢。

日常保健

哪些情况需要使用托腹带

有些孕妈妈可能在考虑要不要使用托腹带。托腹带的作用主要是帮助孕妈妈托起腹部，为那些感觉肚子比较大，比较重，走路的时候都需要用手托着肚子的孕妈妈提供帮助，尤其是连接骨盆的各条韧带发生松弛性疼痛的孕妈妈，托腹带可以对背部起到支撑作用。以下情况可以考虑使用托腹带：

1. 腹壁松弛，因而形成悬垂腹，腹部像个大西瓜一样垂在肚子下方，几乎压住了耻骨联合，这时候应该使用托腹带。

2. 腹壁被增大的子宫撑得很薄，腹壁静脉显露，皮肤发花，颜色发紫，孕妈妈感到腹壁发痒，发木，用手触摸都感觉不到是在摸自己的皮肤，这种情况也建议使用托腹带保护腹壁。

3. 胎儿过大。

4. 多胞胎。

5. 经产妇腹壁肌肉松弛。

6. 有严重的腰背痛。

7. 胎位不正。

托腹带的选择

托腹带品牌很多，不过无论哪种品牌，选择时都需要考虑以下几个方面：

1. 面料要舒适透气，里料最好是纯棉材质，这样可避免引起皮肤过敏。

2. 长度可调节，能够随着腹部的增大而不断调整。

3. 要选用弹性好的，不能太硬也不能太软。太硬的托腹带如果绑得松，起不到托腹的作用，绑得紧又感觉不舒服。

4. 方便穿脱。可以选择粘扣式，使用起来很方便。

托腹带的使用方法

孕妈妈在感觉到腹部坠得有些不舒服的时候，就可以使用托腹带了；双胎、多胎妊娠的孕妈妈可以早期使用。使用时，从后腰到下腹部围一圈，让托腹带平整地紧贴皮肤即可，不能绑太紧，以免影响胎宝宝发育。

孕妈妈使用托腹带不可包得过紧，否则会影响胎宝宝发育，晚上睡觉时应脱掉。

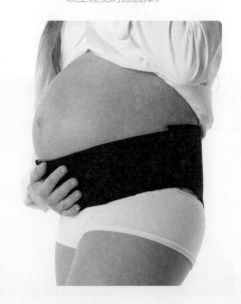

孕期运动

放松运动

抬头呼吸

两脚分开，与肩同宽，将双臂缓缓地举向上方并用鼻子吸气（图1），与此同时抬起自己的脚后跟。

功效：提高孕妈妈保持身体平衡的能力并增加氧气的供应量。

拉伸肩部

第一步：两腿稍分开，膝盖弯曲，跪坐在地（图2），上半身前倾并让两手接触地面。

第二步：尽可能地向前伸出双手，彻底地舒展自己的肩部（图3）。

功效：增加肩膀的柔韧性，并让整个身体松弛下来。

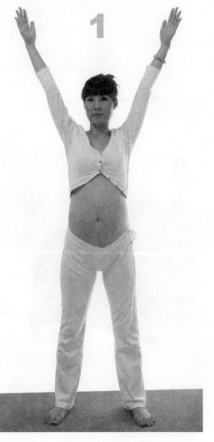

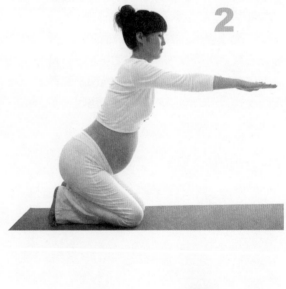

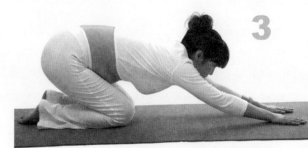

营养饮食

孕妈妈吃鱼有讲究

鱼类含有丰富的氨基酸、卵磷脂、钾、钙、锌等微量元素，这些是胎宝宝发育必不可少的物质，更是促进胎宝宝大脑及神经系统发育的必需元素。很多孕妈妈进入孕中期后都会有意识地多吃一些鱼，特别是海产鱼，在帮助胎宝宝成长的同时也能增强孕妈妈自身的记忆力。

但是，孕妈妈吃鱼也是有讲究的。建议孕妈妈适当多吃鲑鱼、鲭鱼、金枪鱼等深海鱼类，且烹调的时候尽量采用蒸或煮的方式。如果孕妈妈嫌蒸煮出来的鱼味道偏淡，不妨在鱼肉表面撒点芝麻，既可以提香，又可以多补充些营养。

补硒，维持孕妈妈心脏功能正常

硒是一种微量矿物质，能维持心脏的正常功能。硒可以降低孕妈妈的血压，消除水肿，清除血管中的有害物质，改善血管症状，预防妊娠期高血压等疾病。孕妈妈的血硒含量会随着孕期的发展逐渐降低，分娩时降至最低点，有流产、早产等妊娠病史的孕妈妈血硒含量要明显低于无此病史者，可见，孕期补硒有着重要意义。

含硒量丰富的食物有动物肝脏、海产品（如海参、鲜贝、海带、鱿鱼、龙虾、海蜇皮、牡蛎、紫菜等）、猪肉、羊肉、蔬菜（如番茄、南瓜、大蒜、洋葱、菠菜等）、大米、牛奶和奶制品以及各种菌类。

炖鳗鱼

材料 鳗鱼约500克，当归、黄芪、红枣、米酒、盐、味精各适量。

做法 鳗鱼洗净，切段备用。锅中放水，将所有材料及调味料放入，炖煮40~50分钟，待鳗鱼熟烂即可。

功效 鳗鱼富含蛋白质、钙、磷和维生素等多种营养成分，还含有较多的不饱和脂肪酸，非常适合孕妈妈食用，其中含有的DHA对胎宝宝大脑的发育非常有利。

猪肝番茄豌豆羹

材料 鲜猪肝150克，番茄250克，鲜豌豆40克，酱油、盐、香油各2克，姜片、料酒各5克，淀粉少许。

做法

1. 鲜猪肝洗净，切片，用料酒、淀粉、酱油腌渍；番茄剥去皮，切四瓣；鲜豌豆煮熟，过凉，沥干。

2. 锅内放清水，大火烧沸后放番茄瓣、豌豆、姜片煮沸，转小火煲10分钟，放入猪肝片煮开，加入适量盐，淋香油即可。

完美胎教

用彩色卡片教宝宝学习语言和文字

制作图形卡片的方法

准备白色的纸板，裁成大小适当的长方形卡片，用色彩鲜艳的笔在卡片上写下语言、文字、数字，笔画要粗一些，可以为它们勾边。制作时，还要考虑它们相互间的色彩搭配。需要注意的是，为了使孕妈妈注意力更集中，以便宝宝牢记这些鲜艳的文字，纸片的背景颜色不要太鲜艳，必须是纯色。

图形卡片胎教实行的方法

首先从汉语拼音a、o、e、i、u开始，每天教4~5个。如果孕妈妈想从小发掘胎宝宝的外语天赋，也可以教胎宝宝26个英语字母。先教大写，然后是简单的单词。怎样教呢？例如"a"这个拼音，在

教的时候可以一边反复地发好这个音，一边用手指写它的笔画。这时最重要的是能够通过视觉将"a"的形状和颜色深深地印在脑海里，并想象自己通过潜意识在向胎宝宝传达，从而有利于胎宝宝去理解并记住它。

汉语拼音教完了可以接着教声母和简单的汉字，如"大""小""天""儿"等，在教胎宝宝学习时，孕妈妈要有耐心，不要敷衍了事。

在胎宝宝学习数字时，孕妈妈要通过形象生动的视觉印象将数字的形状及发音一起传递给胎宝宝，要以立体的形象而不是平面的形象传递。还可以将数字编成有趣的儿歌念给胎宝宝听，例如"1像铅笔会写字，2像鸭子水中游，3像耳朵听声音，4像小旗迎风飘，5像秤钩来买菜，6像哨子吹声音，7像镰刀来割草，8像麻花拧一道，9像蝌蚪尾巴摇，10像铅笔加鸡蛋"。

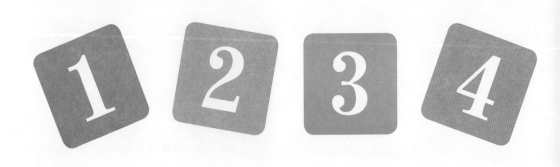

孕**28**周 睁眼看世界

宝宝的成长

到这一周，宝宝的体重约为1000克，身长约为35厘米左右。本周最大的变化是：他（她）可以睁开双眼了，他（她）的睫毛也已经完全长出来了。如果子宫外有长时间的亮光，他（她）现在会把头转向光束。

他（她）的脂肪层在继续堆积，为出生后在妈妈子宫外的生活做准备。脑组织更加发达，触觉、味觉等感觉已在脑组织的支配下逐渐发育成熟。一些专家认为，从28周左右开始，胎宝宝就会做梦了。此时的胎宝宝已经具备了嗅觉，但是由于被羊水包围，所以还无法体验各种气味，嗅觉功能也就不能得到较大的发展。

妈妈的变化

从本周开始，你已经冲刺到孕晚期了。在这段时间内你的体重会增加约5千克。从本周到第36周，至少每2周要做一次产前检查。你的胳膊、腿等部位可能会出现水肿。大腿里面可能会有刺痒感，还会有忍不住想动腿的冲动，这一现象被称为腿不宁综合征。在你坐着不动或想要睡觉时，这种症状可能让你很难放松下来。还没有研究发现腿不宁综合征的原因，但是它在准妈妈中很普遍。减少咖啡因的摄入或许对孕妈妈有一定的帮助。一些孕妈妈则出现脚肿、腿肿、痔疮、静脉曲张等令人不适的症状，这些症状在产后就会消失。

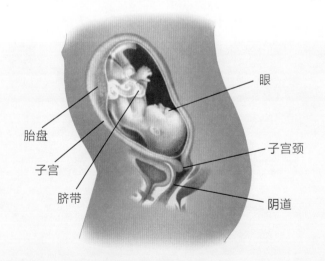

眼

子宫颈

阴道

胎盘

子宫

脐带

产科专家告诉你

需要补查的产检项目

除了做好定期的产检外，还要看看唐氏筛查、妊娠糖尿病、妊娠高血压综合征等重要检查有没有遗漏的，如果有，要抓紧时间补查。

日常保健

跟孕期常见不适症状过招

进入孕晚期，孕妈妈的身体会出现一些更加严重的不适症状。不过，大部分是正常的，只要处理得当，孕妈妈就会安然度过。

孕期常见不适症状	形成原因及具体表现	建议
牙龈出血	牙龈组织中的毛细血管扩张、弯曲、弹性减弱，血流淤滞，血管渗透性增加，造成牙龈肿胀、脆软、出血	孕期要注意口腔卫生，做到餐后刷牙，清除食物残渣，避免伤及牙龈
小腿痉挛	多是由缺钙所致；另外孕妈妈的腹部增大，也会加重腿部肌肉的负担，造成小腿肚抽筋；体内钙磷比例失调也是小腿痉挛的原因之一	建议不要饮用含磷较多的软饮料，拒绝快餐食品及加工过的食品。痉挛发生时，可将腿伸直，脚趾向上跷，或用力按摩几分钟均可缓解痉挛。每天睡觉前按摩腿脚，睡觉时可把腿稍微垫高一些
腰背痛	常与过度挺胸而导致脊柱痛有关，一般在晚上及站立过久时疼痛加剧	注意多休息，不要提重物，避免增加腰部和背部的负担
骨盆痛	随着子宫的增大，骨盆的关节韧带被压迫牵拉，会引起疼痛	注意休息
臂痛	手臂疼痛，主要与孕期脊椎骨变化，压迫脊神经有关	避免做拉伸肩膀的动作，不要服用止痛药，生活中要注意保持正确的姿势，加强体育锻炼或做适当按摩

营养饮食

上班族妈妈要随身带坚果零食

孕妈妈要为胎宝宝提供源源不断的营养，而且营养物质不能单一，要丰富而全面。上班族的孕妈妈最好从怀孕一开始就随身带一些坚果零食，例如核桃、大枣、芝麻、糙米和各种豆类等，这些都是对孕妈妈有益处的食物。

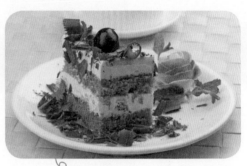

高热量甜食对孕妈妈牙齿不好，尽量少吃。

随身带一些剥了壳的核桃仁，在工作的间歇当做零食吃，既可消除烦躁，又可补充微量元素，还对胎宝宝的脑神经发育有益。核桃有股涩涩的味道，如果觉得难以下咽，可以做成核桃粥，如果嫌麻烦，也可以把核桃制成琥珀核桃，香甜酥脆，放在密封罐里，可以当做小零食随时吃。

孕妈妈的零食宜忌

1.海苔： 海苔的热量较低，但是钠的含量却很高，有一些海苔上还会撒一层薄薄的盐，因此提醒孕妈妈不要过多食用，否则在怀孕后期很可能造成水肿。

2.坚果类： 坚果类零食对孕妈妈非常有益处。但是需要注意的是坚果类食品通常油脂和热量含量较高，建议孕妈妈不要在不知不觉中吃太多。有些炒制的坚果吃多了容易上火，孕妈妈也要注意。

3.鱿鱼丝： 鱿鱼丝属于加工食品，会添加一些香料，建议孕妈妈食用要适量。

4.蜜饯类： 如果孕妈妈有孕吐的情况，可以吃一两个蜜饯，但因为蜜饯在制作过程中往往添加多种添加物，并且含糖量高，又不易消化，建议孕妈妈不要吃太多。

5.巧克力和糖果： 巧克力和糖果都是高热量的食物，且在制作过程中添加了很多色素及糖分，对孕妈妈的牙齿不好，不能多吃。

6.饼干： 不要选择含糖量太高的饼干，如奶油夹心饼干等，可以用几片苏打饼干或高纤维饼干代替。

7.葡萄干： 葡萄干含有不少对人体有益的营养素，对孕妈妈来说是不错的零食，不过二三十颗葡萄干（约20克）的热量相当于一个拳头大的水果的热量，通常大家在吃葡萄干时都是一把一把地抓，很难控制分量，孕妈妈要注意不要吃太多。

8.布丁： 布丁的主要成分是奶和蛋，孕妈妈可以适量食用。

9.薯条和薯片： 它们属于油炸类食品，孕妈妈尽量不要吃。

完美胎教

光照胎教：准爸爸也可以参与进来

胎宝宝对光线越来越敏感了，准爸妈应该每天定时对胎宝宝进行光照胎教。

光照胎教的方法

孕妈妈采取坐姿，或仰卧在床上，在温室中将腹部袒露。准爸爸用手电筒作为光源，将光线照射到孕妈妈腹壁上，一闪一灭地进行照射，持续时间5分钟左右。开始及结束前可反复开关手电筒，让胎宝宝有适应的时间，减少对胎宝宝视力的不良刺激。

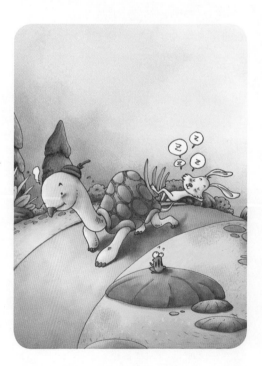

这样做可以对胎宝宝进行视觉训练并促进胎宝宝的视力发育，增加其视觉范围，同时有助于强化白天觉醒、晚上睡觉的昼夜周期和促进胎宝宝动作行为的发展。

注意事项

1.切忌用强光照射，且照射时间不宜长。不要用热光源照射，要用冷光手电筒。实施光照胎教最适宜的时间是晚上8~10点。

2.光照时可配合对话胎教，综合的良性刺激可能对胎儿更有益。

3.实施光照胎教时，要用手电筒照射孕妈妈腹部胎头方向。

语言胎教：讲个故事给宝宝听吧

到了孕晚期，相信孕妈妈已经积累了一些胎教经验，在讲故事这件事上也越来越在行了吧。"天马行空"的故事，还可以唤醒孕妈妈自身的想象力和创作力呢，所以尝试着自己创作一个小故事并讲给宝宝听吧，或者可以讲一讲孕妈妈的童年趣事，又或者可以讲述孕妈妈在成长的过程中发生的一些有意思的事。你可以每天选择一个固定的时间，给"宝宝"讲一个你精心准备好的故事，这样不仅能够帮助你缓解焦虑，而且还能把你自己也带回到美好的童年时光。

本月关注

手、腿、脚部肿胀

从怀孕第5~6个月开始，你就会发现手、腿、脚部比以前要沉重，这是由于孕妈妈体内出现了液体滞留，除此之外，增大的子宫会减缓腿部的血液循环，出现四肢肿胀的现象。

正常范围内的肿胀

1.肿胀程度会随着重力及身体重心的改变而改变。在一天的不同时间，身体水肿的部位也不同。如果你把脚抬高1小时，腿部和脚踝的肿胀就会减轻。

2.你的体重增加属正常范围。如果体重没有原因地突然增加，就表示可能存在异常问题。

3.你的饮食均衡适当。

4.你的血压在正常范围内，产检时的尿检没有检查出尿蛋白。

如何减轻肿胀的不适感

即便是正常的肿胀也会让你感觉不舒服，特别是手部和脚部容易产生疲劳感。可以尝试下面的方法：

手麻和手肿的消除

1.手上抹乳霜后轻轻地抓住手腕，画小圆。（图1）

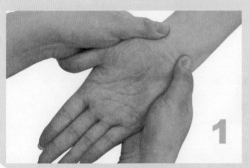

2.细心地按住全部手掌，集中按疼痛厉害的部位。（图2）

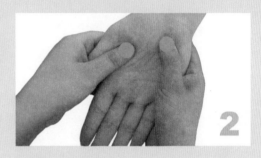

3.两根拇指用力按住手掌后从里到外地推。（图3）

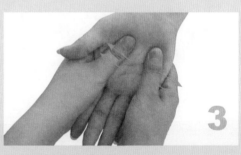

4.抓住指尖后一个个拉手指，最后使劲按住指尖。（图4）

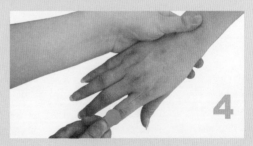

5.从指尖到腋下，慢慢地在进行指压的同时向上推动。（图5）

6.手掌贴住手腕后往上推。（图6）

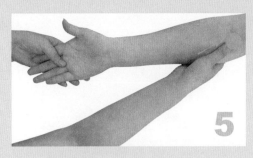

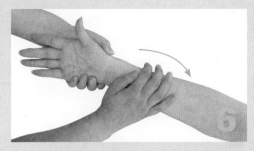

脚麻和脚肿的消除

1.洗完手脚后在脚上涂抹按摩油。用双手温柔地包住脚后，从脚背向脚趾的方向推。（图1）

2.抓住脚趾尖以画圆的方式进行按揉，然后往外一个个拉脚趾。（图2）

3.用拳头压住脚掌凹进去的部位，从上往下推。（图3）

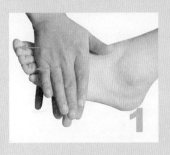

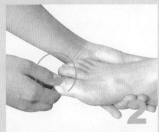

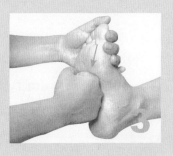

4.抓住膝盖，拇指用力，以做小螺旋的方式按揉。（图4）

5.两手从侧面抓住两脚，用拇指点压整个脚掌。（图5）

6.从脚腕到膝盖的方向轻轻地按摩，使聚集的肌肉舒张。（图6）

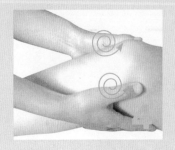

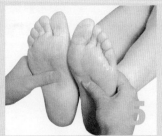

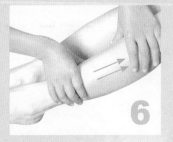

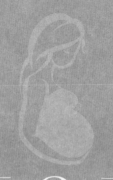

我的房子变小了

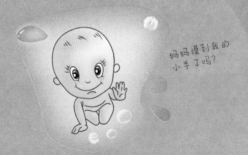

妈妈摸到我的
小手了吗?

我又长大了,总是想把我的小窝撑大一点,有时候可能把妈妈弄疼了,但是我是很爱妈妈的,我很喜欢妈妈隔着肚皮摸摸我的小手小脚。

孕29周 聪明的大头娃娃

宝宝的成长

　　胎宝宝体重有1100克了，个子长到了38厘米左右，小房子更加局促了。

　　胎宝宝的皮肤逐渐变成浅红色，皱纹慢慢褪去，变得平滑了许多。除了背部和肩部还有浓密的毛发外，其他地方的胎毛正在褪去，到出生时，宝宝就变得光溜溜了。

　　数十亿神经元正在宝宝的大脑中生成着。为了容纳大脑的发育，宝宝的头部也在增大。由于快速地成长，宝宝的营养需求在这三个月达到了顶峰。他的肌肉和肺正继续发育成熟，如果宝宝急着降生，那么他在一些医疗设备的辅助下可以离开妈妈的子宫而呼吸了。即使如此，你也需要安抚好胎宝宝，让他不要着急，继续待足两个月再出来。

　　除此之外，男宝宝的睾丸正在逐渐长出，女宝宝的小阴唇正在形成。

妈妈的变化

　　29周的孕妈妈子宫底上升到心窝的下方，向后压迫心脏和胃，引起心悸、气喘，或者感觉胃胀，孕妈妈会感到没有食欲，但是为了宝宝的快速发育，相信妈妈一定会安排好自己和宝宝的饮食。这段时期虽然子宫中活动的空间相对减小，但胎宝宝非常顽皮，他的"拳打脚踢"有时会让妈妈吓一跳，继而产生疼痛感，还可能会搞得孕妈妈在困倦的时候无法入睡，等妈妈醒来时他又睡着不动了。孕妈妈这时会觉得肚子一阵阵地发紧，这是假性宫缩，属于正常现象。要注意休息，不要走太远的路或长时间站立。

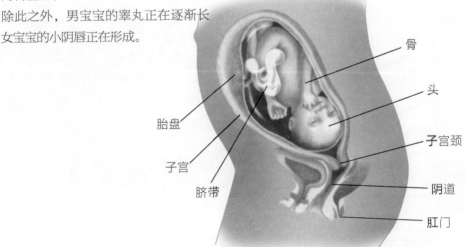

胎盘

子宫

脐带

骨

头

子宫颈

阴道

肛门

日常保健

大多数孕妈妈都有痔疮烦恼

痔疮其实也是一种静脉曲张，孕妈妈由于子宫压迫等原因，会使得直肠下段和肛门周围的静脉充血膨大而形成痔疮。另外，又由于孕期肠胃蠕动减慢而容易出现便秘、排便困难等情况，导致腹内压力增高，这也是引发痔疮的重要原因。

预防痔疮的方法

1.合理饮食。 多吃富含膳食纤维的水果和蔬菜；多喝水，尤其是蜂蜜水和淡盐水；不吃辛辣刺激的食物，如辣椒、生姜、大蒜、大葱等；排便困难时可以吃一些芝麻、核桃等富含植物油脂的食物，以起到润肠的作用。

2.定时排便。 不要忍大便，每次大便蹲厕的时间不要超过10分钟，以免引起肛静脉扩张或曲张。

3.做提肛运动。 并拢大腿，吸气时收缩肛门，呼气时放松肛门，每天早晚做2组，每组20~30次。这种方法可以改善肛门周围血液循环。

4.按摩肛门。 排便后清洗局部，用热毛巾按压肛门，顺时针和逆时针方向各按摩15次。

孕期遭遇痔疮怎么办

如果出现了痔疮，要根据症状的严重程度及怀孕的时期选择适当的治疗方法。孕期痔疮多是暂时性的，孕妈妈不用过于着急，绝大多数都会在产后得到缓解。

如果孕妈妈出现了痔疮，那么可以参考以下建议：

1.日常生活调养要坚持合理饮食。

2.温水坐浴。 由于痔疮会引起疼痛，可每天坐泡温水浴2~3次，这样有助于解除肌肉痉挛，从而减轻疼痛感。

3.用软膏栓剂治疗为主。 使用软膏栓剂时，必须注意用药安全，向医生咨询一下。一些含有类固醇和麝香的药物应尽量避免使用。

4.每天锻炼，保持规律的作息。 进行规律的盆底肌肉锻炼，有利于改善盆部血液循环。

5.用特定的垫子缓解局部疼痛。 买个痔疮缓和型坐垫，坐下前垫到椅子上，能有效缓解局部疼痛。

6.按长强穴，促使痔静脉丛血流畅顺。 长强穴位于尾骨末端与肛门连线的中点处，孕妈妈可以让家人用食指或中指指腹用力按揉此穴，以有酸胀感为度，从而达到润肠通便，减轻盆腔压力，使痔静脉丛血流畅顺的作用。

7.保守治疗。 孕妈妈出现痔疮必须根据其症状的严重程度及怀孕的时期选择适当的治疗方法，原则上仍以保守治疗为主，确需进行手术者，也应尽量在孕中期以适当的方法予以手术治疗，这样不但手术后的并发症少，也能取得良好的治疗效果。

胎膜早破要冷静处理

正常情况下，胎膜在临产后破裂，羊水流出，胎宝宝也在数小时内娩出。如果胎膜在临产之前（即有规律宫缩前）破裂，有部分羊水流出，就叫胎膜早破。发生这种情况，要立即送孕妇去医院急诊，最好采用平卧并稍稍垫高臀部的姿势移动孕妇。

如果发生胎膜早破，孕妈妈不必惊慌，但是必须住院，严格地卧床休息；如果胎儿头未入盆，要抬高臀部，以防脐带脱垂；要严密观察羊水性状，孕妈妈要认真感觉胎动情况，防止胎儿发生宫内缺氧；破膜后，医生会酌情给予抗生素预防感染，还会根据具体情况，进行对症处理。孕妈妈要很好地和医生配合，争取顺利分娩。

腹部瘙痒，也不用太急

孕期腹部瘙痒的原因有很多，如果孕妈妈妊娠纹明显，那说明是皮肤表面张力比较大，部分肌纤维断裂，局部血液运行欠佳，才造成的瘙痒感，这时应该涂抹防治妊娠纹的药膏，同时要避免久卧或久站，以减少皮肤的张力，促进血液运行。

身体笨拙了，做不到的事儿不要勉强

孕妈妈到七八个月时，日渐隆起的肚子让孕妈妈行动更加笨拙，做事儿也会变得吃力，这时，孕妈妈千万不要勉强自己，可以向丈夫或家人寻求帮助，千万不要要求自己事事亲力亲为，而因此伤害胎宝宝的健康。

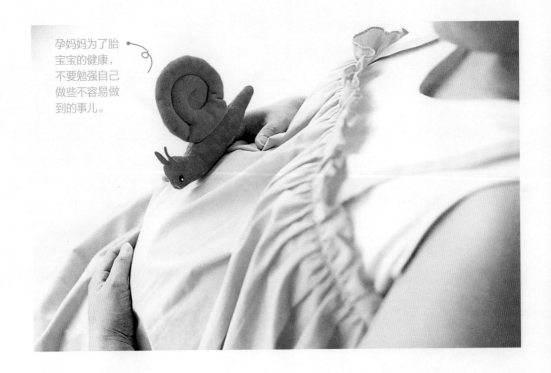

孕妈妈为了胎宝宝的健康，不要勉强自己做些不容易做到的事儿。

孕期运动

孕后期普拉提

很多孕妈妈在怀孕后期都会感到呼吸不畅和十分疲惫，并且会经常出现手、足、脚腕水肿的现象。轻柔的运动和摄取充足的水分有助于减轻水肿症状。

靠墙抬腿

第一步：用垫子垫住头部，尽量让自己的臀部贴近墙壁。保证背部处于舒适状态后，在适当的范围内让双腿尽可能自然伸至墙的上端。保持这一姿势5分钟。（图1）

第二步：双腿向两侧分开，直至起到拉伸的效果为止，但注意不要太过吃力。保持这一姿势5分钟。

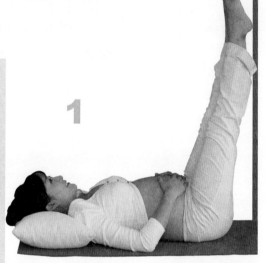

抬腿

第一步：靠墙而坐，两腿向前伸直。在右腿下垫两个枕头，左脚紧贴地面并屈起左膝。（图2）

第二步：慢慢地完全伸直右腿，并继续尽力拉伸。保持脚趾向上并对脚后跟用力。在这之后让腿放松下来，并舒适地放在枕头上面。重复10次后换另一条腿。

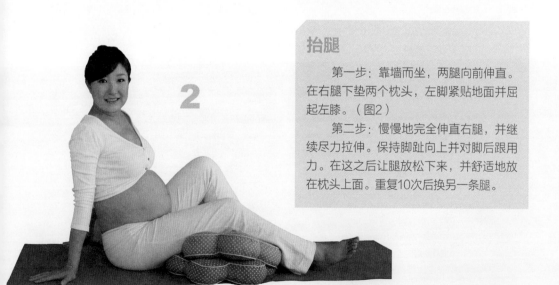

营养饮食

吃些缓解痔疮的食物

　　孕期孕妈妈容易因自身的生活饮食习惯等原因，导致痔疮的出现。以下是几种缓解痔疮的食物。

　　黑芝麻　富含维生素E和铁，可以促进血液循环，防止因为淤血而造成的痔疮。

　　无花果　《本草纲目》记载：无花果有辅助调养各种痔疮的功效。无花果富含膳食纤维和蛋白质分解酶，能够刺激肠道，使排便顺畅，避免因便秘而加重痔疮。

　　紫菜　含有较多的胡萝卜素、维生素、钙、钾、铁等营养物质，能促进肠胃运动。

　　槐花　新鲜槐花具有凉血、止血、消痔的功效，可以做凉菜、饺子馅，亦可用开水冲泡代茶饮。

合理补充矿物质，尤其不要忽视碘的摄入

　　矿物质是构成人体组织和维持正常生理功能的必需元素，孕妈妈如果缺乏矿物质，会出现贫血、小腿抽搐等症状，胎宝宝先天性疾病发病率也会升高。因此，孕妈妈应该注意合理补充矿物质。

　　碘是甲状腺素的组成成分，甲状腺能促进蛋白质的合成，从而促进胎宝宝的生长发育。

　　孕妈妈在妊娠期间甲状腺功能活跃，对碘的需求量增加，容易发生缺碘的状况。所以在日常饮食中，孕妈妈应该注意增加碘的摄入，多食用富含碘的食物，如海带、紫菜、海蜇、海虾等，这样才能保证胎宝宝的正常发育。

香蕉黑芝麻糊

材料　黑芝麻20克，香蕉2根，白糖适量。

做法

1.黑芝麻去杂质，洗净，炒熟，碾碎；香蕉剥皮，切段。
2.将上述食材倒入搅拌机中，加入适量凉白开，搅拌成糊。
3.倒入杯中，加入适量白糖搅匀即可。

功效　香蕉有润肠通便的作用，搭配上黑芝麻，对孕妈妈的痔疮有一定的防治作用。

海带肉末

材料　猪瘦肉50克，水发海带100克，植物油、酱油、盐、白糖、葱姜末、水淀粉各适量。

做法

1.将海带洗净切成丝，放入锅内蒸15分钟，至软烂，取出备用；猪肉洗净切末。
2.锅内倒油烧热，下肉末大火煸炒，加入葱姜末、酱油翻炒均匀。
3.放入海带丝、适量清水（盖过海带）、盐、白糖，大火烧开，用水淀粉勾芡，即可出锅。

功效　补充碘、钙等矿物质，具有宽中理气，清热利水的作用，有助于胎宝宝的发育。

完美胎教

美育胎教：听、看、体会

美育胎教要求孕妈妈通过听、看、体会等，将自己对美的感受通过神经中枢传递给胎宝宝。

听，即听音乐。在欣赏音乐时，孕妈妈可以选择一些主题丰富、意境饱满的作品。比如贝多芬的《月光奏鸣曲》、肖邦的《英雄》、维瓦尔第的《四季》等，这些乐曲主题鲜明，能促使人们产生美好的情怀，有利于胎宝宝心智的发育。

看，即阅读和欣赏优秀的文学、绘画作品。孕妈妈可以读一些中外名著。比如俄国作家屠格涅夫的散文，我国古代诗词及外国诗人普希金、雪莱等人的诗歌，还有安东尼·德·圣-埃克苏佩里的小说《小王子》以及国内外专门为宝宝们创作的优秀的文学绘本等。孕妈妈在阅读这些文学作品时一定要边看、边思考、边体会，强化自己对美的感受，这样胎宝宝才能受益。另外，孕妈妈还可以看一些名画，比如中国的山水画、西方的油画等。可以特意挑选一些反映母爱或儿童主题的作品，如美国女画家卡萨特的《洗澡》《蓝色沙发中的小女孩》或布格罗的《小淘气》《诱惑》等。在欣赏这些美术作品时，别忘了调动自己的理解力和鉴赏力，将美好的体验传递给胎宝宝哦。

体会，指贯穿在听、看活动中的一切感受和领悟，也指孕妈妈在大自然中对自然美的欣赏和领悟。29周的孕妈妈可以适当到大自然中去走动走动，呼吸一下新鲜空气，体会一下大自然生机勃勃的力量，感悟一下自然界中顽强的生命力。这个过程会让孕妈妈产生很愉快的心情，对胎宝宝的脑细胞和神经发育也有很好的促进作用。

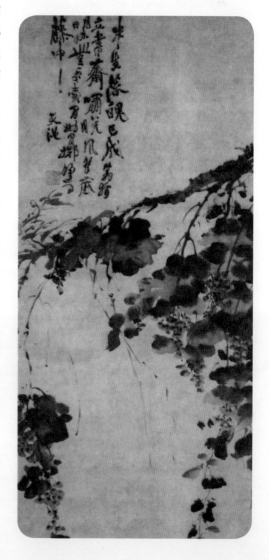

产检讲堂

孕29~30周，做妊娠期高血压疾病筛查

在怀孕20周以后，尤其是怀孕29周以后是妊高征的多发期。妊高征即以往所说的妊娠中毒症，发生率约占所有孕妈妈的5%，其表现为高血压、蛋白尿、水肿等，称之为妊娠期高血压疾病。

先兆子痫危及母婴健康

先兆子痫是以高血压和蛋白尿为主要临床表现的一种严重妊娠期高血压并发症，可能产生的病症包括出血、血栓栓塞（DIC等）、抽搐、肝功能衰竭、肺水肿、远期的心脑血管疾病，甚至死亡。

对胎宝宝的影响包括早产、出生体重偏低（低体重儿）、生长迟缓、肾脏损伤、肾衰竭、胎死宫内，所以，孕妈妈出现先兆子痫的征兆时，应及时住院。

现在已可预测先兆子痫

先兆子痫的发生与sFlt-1（可溶性fms样酪氨酸激酶-1）异常升高，和PlGF（胎盘生长因子）异常降低有关。通过sFlt-1/PlGF比值，可以预测先兆子痫高危人群（早发型或晚发型），明确诊断先兆子痫，预测孕妈妈会发生的不良妊娠结果。Flt-1/PlGF短期预测，诊断先兆子痫的参考值如下表所示。

孕妈问

如何预防先兆子痫的发生？

产科医生答 1. 注意休息：保证正常的作息、充足的睡眠以及愉快的心情。
2. 控制血压和体重：平时注意血压和体重的变化。
3. 均衡营养：不要吃太咸、太油腻的食物，多吃新鲜蔬菜和水果。
4. 坚持合理的运动锻炼。

早发型先兆子痫（孕周：34周前）

sFlt-1/PlGF 比值	临床意义	性能参数
≥85	诊断孕妇为先兆子痫	特异性：99.5% 敏感性：88.0%
≥38且＜85	孕妇在检测后的4周内会发生先兆子痫	特异性：83.1%
＜38	孕妇在检测后的1周内不会发生先兆子痫	NPV：99.1%

晚发型先兆子痫（孕周：34周~分娩）

sFlt-1/PlGF 比值	临床意义	性能参数
≥110	诊断孕妇为先兆子痫	特异性：99.5% 敏感性：58.2%
≥38且<110	孕妇在检测后的4周内会发生先兆子痫	特异性：83.1%
<38	孕妇在检测后的1周内不会发生先兆子痫	NPV：99.1%

NPV: 阴性预测值（Negative predictive value）

做好水肿检查，预防妊娠高血压

水肿检查通常采用哪些方法

水肿检查，医生一般采用指压法，若遇到水肿严重的情况，还会采用其他的方法来进行检查。如果水肿出现持续性不消退的情况，医生会给孕妈妈定期测量血压，防止妊娠高血压的出现。

孕期水肿不容忽视

造成水肿的一个原因是由于胎儿发育、子宫增大，从而压迫到静脉，使血液回流受阻，导致孕妈妈的下肢出现水肿；另一个原因是孕期全身性疾病的一种表现，也可能是妊娠高血压引起的，这种水肿即使卧床休息也无法消退，需要孕妈妈引起重视。

预防和减轻水肿的方法

充足的休息以及适当的饮食调养能够帮助孕妈妈预防和减轻妊娠水肿。孕妈妈应该适量吃些西瓜、薏米、茄子、芹菜等利水消肿的食物，不吃难消化、易胀气的食物。孕妈妈平时可穿着弹性袜，也可穿宽松的拖鞋，睡觉时将双脚抬高，并以左侧位来预防水肿。上班族孕妈妈可将脚放在搁脚凳上，这样可缓解足部压力，预防或减轻水肿。

产科专家告诉你

遇到水肿严重的时候，医生还会通过如下方法来检查：

24 小时尿蛋白定量、血常规、血沉、血浆白蛋白、血尿素氮、肌酐、肝功能、眼底检查、肾脏B超、心电图、心功能测定。具体需要做哪项检查，医生会根据孕妈妈的身体情况来选择，孕妈妈不用过多担心。

专家提示

水肿检查具体方法

医生用手指按压孕妈妈的腿部，若指压时出现明显凹陷，恢复缓慢，就表示有水肿情况。

休息一会儿之后，水肿并未消退，孕妈妈就需要测量血压。

孕30周 妈妈，我们来玩光敏感游戏吧

宝宝的成长

30周胎宝宝又长大了，体重达到1300克左右，身长约36厘米，位置相对固定，头朝下。"小房子"里的羊水相应减少，他再也不能在里面自在地游来游去了。现在的宝宝看上去已经不再像个皱巴巴的小老头了，这一周胎宝宝的皮下脂肪继续增长，皮肤越来越光滑。眼睛可以开闭自如，还能辨认和追踪光源。宝宝的胃、肠、肾等内脏器官的功能已达到出生后的水平。头部继续增大，大脑和神经系统已经发达到了一定程度。男宝宝的睾丸还在下降过程中，女宝宝的小阴唇、阴核已清楚地突起。

妈妈的变化

30周的孕妈妈体重在继续增加，而且随着身体重心的变化，平衡感愈来愈差，再加上孕期荷尔蒙引起的关节松动，都会让你觉得身体笨重。由于孕晚期的不适症状和荷尔蒙的变化，这一时期情绪可能会再次产生波动。据调查，10%的孕妇会经历轻度或中度的孕期抑郁症。要知道，孕妈妈有对分娩的一些担忧和对照顾新生宝宝的一点点不自信是很正常的，如果不能自己从低落的情绪中走出来，或者孕妈妈感到焦虑和烦躁的情绪越来越严重，最好要告诉医生。

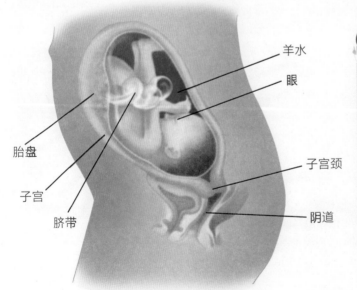

羊水
眼
胎盘
子宫
脐带
子宫颈
阴道

产科专家告诉你

需要关注宝宝的胎位了

本周开始，孕妈妈要关注宝宝的胎位是否正常了。30周以后，胎宝宝一般不会自动转换成头位，所以孕满7月，如果胎位还不正常，就需要在医生的指导下进行胎位矫正了。（详细内容参考P193~194）。

日常保健

孕晚期皮肤调理很重要

怀孕时激素水平与孕前不一样，所以肤质肯定会发生很大的变化，尤其是怀孕后期，皮肤不适的问题会越来越重，痒的次数越来越多，妊娠纹越来越明显。出现以上问题，孕妈妈应该正确面对，放松心情，加强清洁保养，早晚使用性质柔和的洁面奶洗脸，避免接触外界刺激，比如不要使用刺激性强的香皂或各种药用化妆品，避免日晒等。如果皮肤丘疹和瘙痒严重到自身无法忍受的程度，可以在医生的指导下使用止痒剂或含类固醇的药膏。

推荐几款做法简单的天然美白保湿面膜：

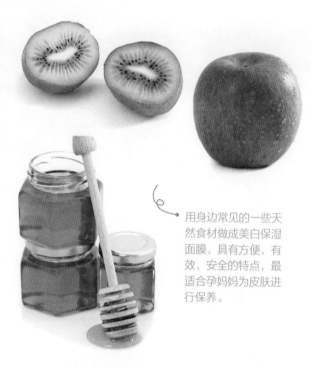

用身边常见的一些天然食材做成美白保湿面膜，具有方便、有效、安全的特点，最适合孕妈妈为皮肤进行保养。

猕猴桃面膜

做法 将猕猴桃的果皮剥掉，把果肉捣烂，加入海藻粉或褐藻酸调稠。将其涂抹在面部，大约10分钟后用清水洗净。

功效 猕猴桃中含有丰富的糖分、矿物质和维生素C，具有很好的美白保湿作用。

蜂蜜牛奶面膜

做法 将蜂蜜、珍珠粉各1小勺和2小勺牛奶混合在一起，涂抹在脸部，大约10分钟后用温水洗净。

功效 蜂蜜含有丰富的维生素，具有保湿和促进肌肤再生的功能，可让干燥的皮肤变得湿润而富有弹性。

苹果面膜

做法 将苹果磨碎后掺入面粉调匀，涂抹在脸部，20分钟后用温水洗净。

功效 苹果含有丰富的糖分、蛋白质、矿物质、维生素C等多种营养成分，有助于血液循环，经常使用可以使暗淡的皮肤变得透明且富有光泽。

营养饮食

饮食调理缓解水肿

随着孕妈妈的肚子不断增大，下半身的血管受到子宫的压迫越来越重，阻碍到毛细血管的血液循环，这时就会出现水肿现象，尤其是脚踝、小腿等部位。如果孕妈妈从事的工作需要长时间站立、来回走动，或持续同一个姿势不变，就很容易引起水肿。但要认识到，水肿是正常的生理现象，妊娠结束后就会自动缓解。

出现水肿后，孕妈妈不要担心，可以通过调整饮食来缓解，方法如下：

1.多吃蔬菜和水果。蔬菜和水果中含有孕妈妈和胎宝宝必需的多种维生素和微量元素，可以提高抵抗力，加强新陈代谢，还有利水、解毒等作用。

2.保证每天摄入富含优质蛋白质的肉、蛋、奶等动物类食物及大豆类食物。

3.少吃或不吃难消化、容易引起胀气的食物，如油炸的糯米糕、白薯、洋葱、土豆等，以免引起腹胀，加重水肿。

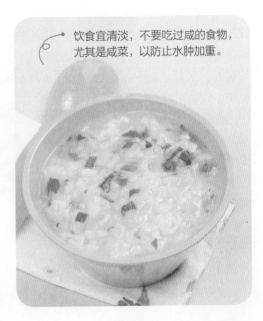

饮食宜清淡，不要吃过咸的食物，尤其是咸菜，以防止水肿加重。

马蹄木耳煲猪肚

材料 猪肚半只，马蹄8只，木耳100克，支竹50克，鲜白果30克，红枣10克，姜、盐、鸡粉、胡椒粉各适量。

做法

1.将猪肚用粗盐反复搓擦，洗净，放入滚水中煮5分钟，取出切大块待用。

2.马蹄去皮，洗净；木耳洗净，切大块；支竹用温水浸软，切成长8厘米的段待用。

3.将所有材料放入煲内，加清水煲滚，再用慢火煲2小时，加入调料便成。

功效 补气健胃、润燥、利水消肿，对孕妈妈妊娠后期的水肿、便秘有一定疗效。

大枣人参汤

材料 大枣5颗，人参6克。

做法

1.大枣、人参放炖盅内，隔水炖煮1小时，分2次，温热服食。

2.人参可连用2~3次，救治虚脱，人参可加至15~30克，炖煮后服用。

功效 适用于怀孕后期因中气不足、升举无力而致的小腹下坠、小便不利、下肢水肿等症。

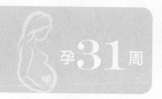

孕31周 拥有记忆和学习能力的小天才

宝宝的成长

31周胎宝宝的身体和四肢继续长大，直到和头部的比例相当。此时他大概有39厘米长了，体重约1600克。

胎宝宝的皮下脂肪开始丰满，皱纹减少，看起来更加可爱了。他的主要器官已初步完善，肺和肠胃接近成熟，可以有呼吸和分泌消化液的能力。胎宝宝喝进去的羊水，经过膀胱排泄，这是在为出生后的小便功能进行锻炼。胎宝宝的大脑开始复杂化，具备了看、听、记忆和学习的初步能力。如果有明亮的光线投向腹部，胎宝宝会跟着光线移动他的头，或者用手去摸。此外，他可爱的眉毛和睫毛已经长全了。

妈妈的变化

随着胎宝宝在子宫内的活动空间越来越小，胎动也有所减少。此时孕妈妈的子宫底已经上升到了横膈膜处，孕妈妈会感到呼吸更加困难，喘不上气，动作也更加迟缓，有的孕妈妈还发现自己变得非常健忘，这些都属于正常现象。如果孕妈妈吃东西后常觉得胃里不舒服，不用过分担心，这种情况经过3周左右的时间，等胎宝宝的头下降到骨盆后，就会得到缓解，到时就会舒服些了。

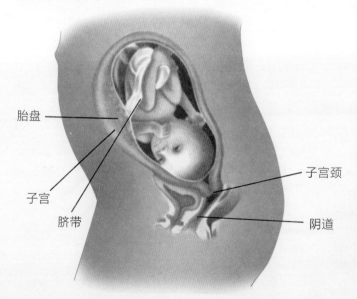

胎盘
子宫
脐带
子宫颈
阴道

产科专家告诉你

孕妈妈多喝水

如果你有泌乳的情况，那么可以在胸罩里塞上哺乳垫，以免弄湿衣服。如果你感觉塞上哺乳垫后的胸罩太紧了，可以换成比你现在的胸罩至少大一号的哺乳胸罩，以便容纳你在乳汁涨满时增大的乳房。

日常保健

孕妈妈抗过敏秘籍

过敏体质的孕妈妈在怀孕期间过敏反应会更加严重，例如皮肤过敏。也有些孕妈妈以前从未有过敏的情形，直到怀孕时才首次出现症状，因此很容易忽视，或误以为是其他疾病引起的症状，例如往往将经常咳嗽、呼吸不顺畅误以为是感冒。

过敏体质的孕妈妈需要注意的生活细节：

1.穿着以棉质为佳。 皮肤过敏者穿衣服应以宽松为佳，腰带也不要过紧，以免皮肤受压迫。避免穿毛料衣服及使用毛毯，因为羊毛制品会刺激皮肤，且毛絮及毛毯中的灰尘会引起哮喘发作。

2.杜绝过敏源。 保持居住环境干净整洁，即将丢弃的食物必须密封，以免引来蟑螂，因为蟑螂的排泄物会引起过敏。避免接触尘螨，可以使用防螨寝具，并勤加清洗。室内湿度最好保持在50%以下，必要的时候可以使用除湿剂。夏天的时候，要注意真菌引发过敏，需要保持空气的清洁，可以使用空气净化器或安装新风系统。

3.避免花粉可能引起的过敏。 花开的季节，对花粉过敏的孕妈妈外出时要戴口罩，避免吸入花粉。尤其是到郊外踏青时，要注意一些野花及花朵不明显的花，它们必须靠大量花粉传播繁殖，所以花粉比较多，而开得又鲜艳又大的花，花粉反而比较少。

4.避免吸入冷空气。 冷空气会引起鼻部及气管的过敏发作，冷天如果孕妈妈需要外出的话，最好戴口罩，这样不仅能避免吸入冷空气，还能避免手接触脸部，预防病毒入侵而引起的感冒。

5.皮肤过敏要留意。 如果是手部皮肤过敏，在做家务时要特别留意，建议使用手套，手套里层最好多一层棉质，因为有些人会对乳胶过敏，平时要尽量少接触水，像洗碗时不妨使用洗碗机。

预防和缓解胃灼热，过来人有哪些建议

很多孕妈妈都有胃灼热的症状，这就让孕期生活多添了一份不适，下面看看过来人有哪些建议可以预防和缓解胃灼热。

1. 建议孕妈妈在日常饮食中一定要少食多餐，平时随身带些有营养好消化的小零食，饿了就吃一些，不求吃饱，不饿就行。

2. 避免饱食，少食用高脂肪食物和油腻的食物，吃东西的时候要细嚼慢咽，否则会加重胃的负担，可以在临睡前喝一杯热牛奶。

3. 多喝水，补充水分的同时还可以稀释胃液。摄入碱性食物，如馒头干、烤馍、苏打饼干等，可以中和胃酸，缓解症状。

孕期运动

缓解颈部疼痛的运动

到了这一时期有些孕妈妈会感觉颈部有疼痛感，可以用以下的方法锻炼一下颈部、上臂以及脊柱，减轻不适的症状。

抱头扭动

第一步：孕妈妈坐在椅子上，双手手指交叉放于脑后，双臂尽量张开，背靠在椅背上，双脚分开。（图1）

第二步：双手抱头向左侧弯曲，向下压左肘部3次，然后恢复原状，休息2~3秒。（图2）。

第三步：双手抱头向右侧弯曲，向下压右肘部3次，然后恢复原状，休息2~3秒。两侧交替重复上述动作5~10次即可。（图3）

功效： 活动颈部，改善颈部不适。

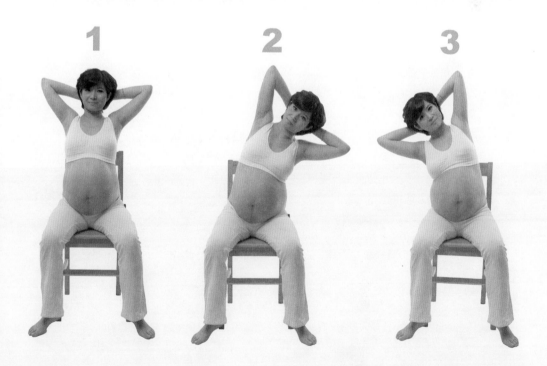

营养饮食

推荐几款适合孕晚期食用的汤煲

这一阶段的胎宝宝是营养需求的高峰期，孕妈妈要保证足够的营养摄入。

柏子仁煮猪心

材料 猪心500克，柏子仁20克，酱油、料酒、盐、葱段、姜片、花椒、大料各适量。

做法

1. 将猪心洗净，去其血管，放入开水锅中煮一下，捞出。
2. 将锅置于火上，放清水、猪心、酱油、料酒、盐、葱段、姜片、花椒、大料、柏子仁烧沸，去浮沫，小火煮至熟烂。捞出猪心，凉透后切片，即可食用。

功效 具有补心血、安心神、益气、健脑等作用。孕妈妈食用后，可安胎益气，促进胎宝宝大脑发育。

山药瘦肉乳鸽煲

材料 淮山药20克，瘦肉100克，莲子25克，乳鸽1只，葱、姜片、清汤、盐各适量。

做法

1. 将乳鸽洗干净，放入开水锅中与姜片、葱共煮10分钟，取出；淮山药、莲子洗净；瘦肉洗净，切成丁。
2. 沙锅中加清汤煮滚，加入乳鸽、瘦肉丁、姜片、淮山药、莲子烧沸10分钟，改小火再煲1小时，加盐调味即可。

功效 此菜营养丰富，孕妈妈食用可预防妊娠贫血症。

柠檬汁煨鸡

材料 柠檬汁适量，净小鸡1只，白糖、芝麻油、盐、菜油各适量。

做法

1. 鸡处理干净，切小块。
2. 锅内放菜油烧热，煎鸡块至金黄色，注入清水1碗，再放入柠檬汁、白糖、芝麻油、盐，盖好盖，小火煨30分钟。
3. 将取汁后的柠檬切片，鸡块起锅装盘，把柠檬片放在周围即可。

功效 具有润肤养颜、化痰降气的功效。

砂仁炖鲫鱼

材料 鲫鱼1条，砂仁5克，姜、葱、盐、淀粉、料酒、花生油、香油各适量。

做法

1. 砂仁洗净捣碎；姜、葱洗净切丝；鲫鱼去鳞、鳃及内脏，洗净，擦干放入鱼盘内；将盐、淀粉、料酒拌匀，涂匀鱼身，砂仁放在鱼腹内及鱼身上。
2. 把鱼盘放入蒸笼中，蒸15分钟，至熟取出。
3. 炒锅内下入花生油烧热，下姜丝及葱丝爆香，放在鱼上，淋少许香油即可。

功效 营养丰富，能促进食欲，还有安胎的作用。

完美胎教

情绪胎教：准爸爸要做好孕妈妈的心理疏导师

对于一个怀有身孕的人来说，孕期情绪很容易波动，孕妈妈承受着别人难以体会的压力，非常需要别人的关心，其中丈夫的理解和体贴显得尤为重要，对孕妈妈胎教的效果也最为有利，为此，准爸爸应该辅助孕妈妈做好情绪胎教，做的时候需要注意以下细节：

1.首先，在生男生女的问题上，丈夫不要给妻子心理负担。要持有"顺其自然"的观念，不要让妻子为宝宝的性别问题担忧。生男生女不是人的主观意愿所决定的。只要给予爱和良好的教育，男孩、女孩都可能创造出幸福的生活，并带给家人快乐。任何责怪妻子或采用医疗手段保男弃女的做法都是不理智的，会对妻子造成心理压力，对胎教也有不利影响。

2.在生活上，要学会调理妻子的起居饮食。孕妈妈在妊娠期间都会有不同程度的生理和心理反应，有的厌食，有的挑食。作为丈夫应该想方设法妥善安排好妻子的起居饮食，保证妻子吃好休息好，尽可能为妻子创造舒适的生活环境，使她随时保持良好的心境。

3.要时刻意识到孕育胎宝宝是夫妻双方共同的责任。作为孕妈妈，更多的是关心胎宝宝的孕育成长，而作为丈夫应较多关注孕妈妈的安危，注意孕妈妈的体重、血压及胎动数，定期陪妻子散步、协助妻子做产前保健操，多与妻子一起聊天、欣赏音乐等，使妻子充分感受到来自丈夫的理解和体贴，从而对怀孕更有信心和勇气。

4.夫妻间的爱不仅体现在怀孕前。怀孕期间，丈夫在感情上更要积极地表达对妻子的爱。真挚的爱情让孕妈妈内心温馨宁静，这是最强大的力量之源。

总之，准爸爸应该发挥你的作用，让孕妈妈拥有最佳的心情，也让你的宝宝拥有良好的成长发育的环境。

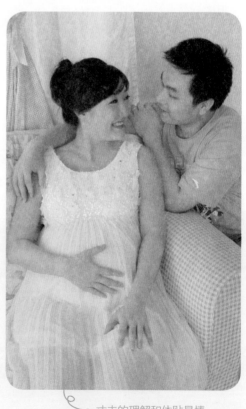

丈夫的理解和体贴是情绪胎教的良好基础。

孕**32**周

具备了
即将出生的模样

宝宝的成长

在这一周，胎宝宝的个头长到了40厘米，体重也达到了1700克，模样与刚出生的婴儿已经很接近了。他的手指甲、脚趾甲已经长齐，有些宝宝已经长了一头胎发，但头发稀少，不过，宝宝出生后头发的密度会有所改变。宝宝的内脏器官基本上已经发育完毕，生殖器发育也接近成熟。除此之外，本周的胎宝宝不像原来那样在孕妈妈肚子里翻筋斗了，他的活动空间减小，手脚不能自由伸展，并且已经头朝下，开始为出生做准备。

妈妈的变化

现在随着胎宝宝的快速成长，孕妈妈的子宫顶端已经上升到最高点，"小房子"已经没有多余的空间了。这个时期孕妈妈的胸部疼痛加剧，呼吸更加费力。另外，由于胎宝宝在腹中的位置不断下降，孕妈妈会感到下腹坠胀，消化功能也不如之前，同时还可能伴有便秘、尿频、水肿等症状。沉重的腹部可能会让孕妈妈不愿意走动，但是孕妈妈如果想要在生产时更加轻松些，还是应该鼓励自己做适当的活动。

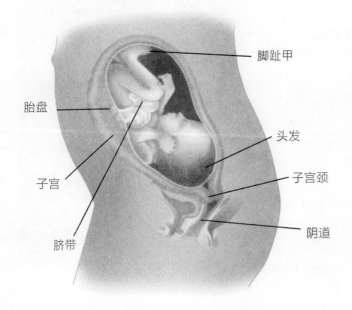

脚趾甲

胎盘

头发

子宫

子宫颈

脐带

阴道

产科专家告诉你

孕妈妈本周需要坚持做的两件事

1. 本周开始，到孕36周，你需要每周记录胎动两次。

2. 这时一定要坚持每两周一次的体检，重点还是要继续观察水肿情况，医生还会根据你的情况复查血糖、胆汁酸等。

日常保健

若身体允许，职场孕妈妈还可坚持上班

到这个月，孕妈妈的肚子已经很大了，行动起来越来越不方便，但对于职场孕妈妈来说，如果身体状况和胎宝宝的状况良好，没有异常情况，且工作和生活节奏控制良好的话，是可以坚持上班的，这样还可以充实一下自己的生活，缓解分娩的恐惧感。

早产征兆和假宫缩的区别

征兆	早产征兆	假宫缩
子宫收缩	在怀孕29周至36周时，出现有规律的子宫收缩，约5分钟1次，强度逐渐增强	出现不规则的子宫收缩，3分钟、5分钟或10分钟1次，时间不等，且强度不会增强
下腹变硬	孕晚期出现不规则的宫缩，在夜间频繁出现，白天很少出现，并不会伴随阵痛	当子宫收缩出现腹痛时，可感到下腹部很硬。实际上，如果孕妇较长时间的用同一个姿势站或坐，会感到腹部一阵阵的变硬
阴道流血	孕晚期(29~36周时)，孕妈妈出现子宫有规律地收缩，并伴随有阴道流血，这时出血量较多，很可能是早产的征兆，应立即去医院检查	无阴道流血现象
羊水流出	孕妈妈在怀孕29~36周期间，如果阴道中有一股温水样的液体如小便样，无法控制地慢慢流出，是早产的征兆	无羊水流出
持续阵痛	在怀孕29~36周时，子宫收缩频率每10 分钟2次以上，孕妈妈会开始感觉到酸痛，有点类似月经来临般的腹痛，不止下腹部不舒服，还会痛到腹股沟甚至有持续性下背酸痛，严重的还会伴随阴道分泌物增加及阴道出血	阵痛时间短，而且不连续

营养饮食

坚持少食多餐，呵护受压的胃

孕8月是胎宝宝生长速度最快的时期，胎宝宝的体型迅速增大，孕妈妈的胃受到压迫，饭量也随之减少。有时孕妈妈虽然吃饱了，但并未摄入足够营养，所以还应该遵循前面提到的对策——少吃多餐。

孕妈妈要多食用一些蛋、鱼、肉、奶、蔬菜和水果等，主要用于增加钙、铁、蛋白质的摄入量，满足胎宝宝生长的需要。

现在饮食的关键是，选择体积小、营养价值高的浓缩食物，如动物性食品等，减少一些谷类食物的摄入量。要注意热量不宜增加过多，孕妈妈还要适当限制盐和糖的摄入量，做到定期称体重，观察水肿及尿量是否正常。

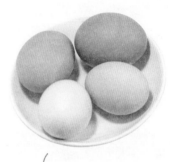

鸡蛋是孕妈妈最佳的营养来源之一。

草莓绿豆粥

材料 糯米250克，绿豆100克，草莓250克，白糖适量。

做法

1. 绿豆淘洗干净，用清水浸泡4小时，草莓择洗干净。
2. 糯米淘洗后与泡好的绿豆一并放入锅内，加入适量清水，用大火烧沸后，转微火煮至米粒开花、绿豆酥烂时，加入草莓、白糖搅匀，稍煮一会儿即成。

功效 色泽鲜艳，香甜适口，滋阴养胃。

龙眼莲子粥

材料 龙眼肉、莲子各30克，白木耳15克，糯米适量。

做法

1. 莲子去心，与龙眼肉一起洗净；白木耳泡开，去蒂根，洗净，撕成小朵；糯米淘洗干净。
2. 净锅置火上，加清水适量，莲子、龙眼肉、白木耳、糯米一起放入锅内，大火煮沸，小火煮约1小时，至粥黏稠即可食用。

功效 健脾胃，养心安神，补血益智。适合脾胃虚弱的孕妈妈食用，可增强体质，还有益于胎宝宝智力发育。

如何纠正胎位

常见的胎位不正有哪些

1.臀位： 分娩时胎儿的臀部、脚部或膝部先露的为臀位，分为单臀、混合臀和足位。

2.横位： 分娩时胎儿的手臂、肩部先露的为横位。

3.复合先露： 胎儿的头部或臀部合并上肢脱出，同时进入骨盆者为复合先露。一般临床上多为头与手同时进入骨盆者多见，如不纠正不能自然分娩。

4.头位不正： 以上三胎位是常见的胎位不正，但有些胎儿虽然也是头部朝下，仍存在胎位不正的情况，称为头位不正。如：胎头由于俯屈不良而变为仰伸的前囟先露、额先露、面先露；由于胎头旋转不良的枕后位、枕横位；既旋转不良又俯屈不良的高直位；胎头倾斜不均的前、后、侧不均倾等。

这些都属于胎位不正。这些不正常的胎位，对孕妈咪的分娩设置了障碍，因而容易导致难产。

认识臀位

1.造成臀位的原因： 医学用语是臀位或骨盆位。可能是由于孕妇的骨盆窄，子宫畸形，子宫肌瘤，胎盘前置，多产导致子宫松弛，羊水过多或过少，脐带短，到妊娠后期还骑自行车等压迫子宫，受到严重压力等多种原因造成的。

2.臀位的危险性： 分娩时脚先出来，可能产道没有扩张到头那么大，所以胎儿的头通过产道时可能会夹在产道处而导致大脑损伤，或者脐带夹在头和骨盆之间，一时中断氧气供给而窒息。所以到末月还是臀位时，医院会评估胎儿及骨盆情况选择是否进行剖宫产。

3.预产日以前做剖宫产手术： 因为臀位难产、产伤概率升高，所以很多情况下是在预产日1~2周前做剖宫产手术来分娩。不管胎儿是大是小，只要羊水的量充足，胎儿与骨盆正常且为单臀位就可以尝试自然分娩，但为了以防万一，也要做好剖宫产的准备，这就需要找麻醉师和儿科医生一起进入手术室。

4.如何知道是否为臀位： 通过超声波诊断可以掌握胎宝宝是否为臀位，也可以通过胎动衡量。在肚脐上方感觉到胎动很正常，但在耻骨附近感觉到说明胎儿为臀位。

纠正胎位的方法

1.做外回转术： 医生将腹部子宫底部摸到的胎头，朝胎儿俯屈的方向回转腹侧，把胎头推下去，同时将臀部推上来，用手工方法逐渐一点一点地加以纠正。胎宝宝越小就越容易成功，所以一般在35~37周时做。但不能是头臀不相称。因为有胎盘早期剥离等危险性和并发症，所以目前几乎不采用。

2.纠正胎位的体操： 妊娠28周以后，如果胎位不正的话，可以按照以下方法来做纠正胎位的体操，通常情况下，胎宝宝的臀部都能从骨盆中退出来，恢复头位。

侧卧位

做过胎位体操后，躺下来休息30分钟左右。休息时要采取能让胎宝宝背部朝上的姿势，即侧卧、上面的脚向后，膝盖轻轻弯曲。睡觉时也可以采取这种姿势。不仅能纠正胎位，还能放松身体（图1）。

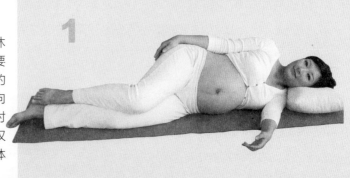

仰卧位

取仰卧位，臀部抬高30厘米左右，臀部下方用靠垫等垫好。睡前做10分钟左右（图2）。

胸膝位

两膝着地，胸部轻轻贴在地上，尽量抬高臀部，双手伸直或折叠置于脸下。睡前做10分钟左右（图3）。

专家提示

1.此运动的要领是抬高臀部，目的是让嵌入骨盆中的胎宝宝从骨盆中退出来，有利于胎头倒转。

2.在睡觉前做，应量力而行。一旦腹部感觉到有下坠感，应立即停止。

3.出血或有早产危险的人禁止做操。

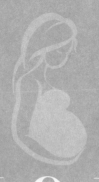

变得红润起来了

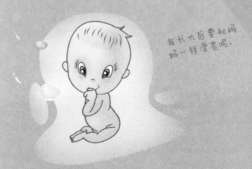

我长大后要和妈妈一样漂亮呢.

我的体重在飞快增长，可能会让妈妈感觉不适，妈妈不要烦恼，很快就会好的，这时候，我还不愿意早早离开妈妈的子宫，还要再成熟一点才行，妈妈看看我，现在是不是变得更加漂亮红润了？

孕**33**周 神奇的骨骼

宝宝的成长

宝宝9个月大了，他的身长达到41厘米，体重达到了1800克。皮下脂肪的增加使得胎宝宝变得丰满起来，看上去也不再红红的、皱皱的。最需要关注的是，宝宝的骨骼在变硬，但颅骨还没有完全闭合，存在着空隙，这是为了宝宝在将来经过相对狭窄的产道时头部具有伸缩的空间，直到宝宝出生后12~18个月时，颅骨的空隙才会完全闭合。

这一周胎宝宝的大脑发育良好，听觉发育已经健全，并且能够表现出喜欢或厌烦的表情。皮肤红润，身体浑圆，像个初生的婴儿。呼吸系统、消化系统发育已接近成熟。

妈妈的变化

33周，子宫开始挤压心脏和胃部，有的孕妈妈会感到心慌、气短、胃胀，食量可能有所下降。同时尿频、便秘也会由于子宫的压迫而更加严重。

孕妈妈的乳房变得更加丰满，腹部也更加沉重，这会让孕妈妈感到疲惫，不愿意走动，这些都是正常现象，但最好每天坚持散步活动。面临分娩，孕妈妈容易出现产前忧郁症，因此一定要注意好营养保健和情绪调节。

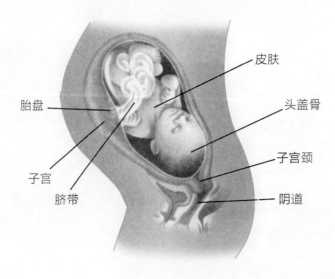

皮肤

头盖骨

胎盘

子宫颈

子宫

阴道

脐带

日常保健

为什么会出现尿频、漏尿

孕期尿频是很多孕妈妈都会遇到的情况，这是一个生理现象。主要有两个原因：

1.孕妈妈体内代谢物增加，同时胎宝宝代谢物也需要孕妈妈排出体外，这样就会增加孕妈妈肾脏的工作量，进而导致尿量增加。

2.孕妈妈的子宫逐渐增大，胎宝宝下移压迫到膀胱，导致膀胱容量减小，能暂时贮存的尿液量减少，从而增加了小便的次数。孕期漏尿在孕晚期也是会经常发生的现象，有时候大笑、咳嗽、打喷嚏、弯腰时都会有少量的尿液渗出，甚至有时候刚上完厕所就发生了漏尿。这是因为孕妈妈骨盆底肌肉、括约肌都变得松弛，而子宫对膀胱的挤压变得更严重导致的。

尿频、漏尿的应对策略

1.孕妈妈可以预防性地在内裤里垫些消毒卫生纸，不建议用护垫，因为护垫的吸水量小，起不了多大的作用，而且透气性比较差，舒适性不强。

2.孕妈妈可以继续做憋气提肛的练习，这可以锻炼括约肌和骨盆肌肉，有助于增强其弹性，减少漏尿。具体做法：孕妈妈可以全身放松，夹紧臀部和大腿，做深呼吸，吸气收提肛门，呼气时放松，一提一松为1组，可做20~30次，每天做3~5组。

3.孕妈妈应及时调整饮水时间，白天适当多饮水，晚上少喝水，临睡前1~2小时内不要喝水。

4.平时孕妈妈如有尿意应及时排尿，不可憋尿，否则会影响膀胱的功能，不利于尿液的控制。

是时候准备一下待产包了

待产包是孕妈妈为生产住院而准备的各类物品的总称，包括妈妈用品、宝宝用品、入院一些重要物品。准备待产包并非多多益善，而是要合理规划，既可避免浪费，又可减轻负担。为此，北京大学人民医院专家给我们推荐了完美待产包，让我们轻松度过分娩期。

入院时需要携带的物品有：医疗证、身份证、《母子健康手册》、洗漱用具、拖鞋、换洗衣物、睡衣或开襟式睡袍、开襟毛衣、毛巾4条、腰巾1条、腹带1条、产用垫巾1包、薄绵纸1盒、纱布、手帕、药棉2包、筷子、饭盒、哺乳期专用胸罩、零用钱和移动电话。

待产时应准备的物品有：孕妇的病历及有关产前检查的资料，前开襟的内、外衣各2套，棉质内裤4条，棉拖鞋1双；厚棉袜2双；棉质毛巾1条，面巾2条；卫生纸及卫生巾若干；帽子或头巾任选一种；盥洗用具1套及梳子、浴帽；有关餐具；尿布若干；胸垫，把它塞进文胸内以吸收渗漏出的乳汁；消毒药棉球或纱布若干，用于分娩后阴道渗出物的吸擦；矿泉水（带吸管）、柔软食品、有关生产的书籍；书刊、杂志等以缓解分娩时的紧张情绪。

营养饮食

缓解疲劳的奇效食物——山药

孕妈妈每天拖着笨重的身体，很容易感到疲倦，再加上宝宝生长需要消耗大量的营养，如果未能及时补充，身体必然会虚弱。而且，由于宝宝出生的日子临近了，孕妈妈思想上难免有些焦虑，所以也会从精神上感到疲倦。

有些食物具有天然的抗疲劳作用，山药就是具有这种功效的食物之一。它具有健脾益气的功效，适用于脾虚、食欲不佳、腹胀便溏、肢体无力的孕妈妈食用。下面就为你推荐几款以山药为主要原料的菜肴。

羊肉山药汤

材料 羊肉500克，山药200克，胡萝卜1根，枸杞子5克，盐适量。

做法

1. 将山药、胡萝卜洗净，去皮，切成块；枸杞子用水泡软；羊肉切小块。
2. 把切成小块的羊肉放入开水中，煮2~3分钟，捞出去掉血沫，沥干。再次把羊肉放入锅中，加水烧开后，转小火煮30分钟，放入山药块、枸杞子、胡萝卜，出锅前，加盐调味即可。

山药粥

材料 山药30克，薏米30克，去心莲子15克，大枣10颗，小米50~100克，白糖少许。

做法

1. 山药洗净，切块；薏米、小米淘洗干净；莲子、大枣洗净。
2. 将所有材料放入锅中一起煮熟。

功效 孕妈妈空腹食用，即可缓解疲劳。

山药香菇鸡

材料 山药100克，鸡腿1个，胡萝卜1根，鲜香菇5朵，盐、糖、料酒、酱油各适量。

做法

1. 山药洗净，去皮，切成片；胡萝卜洗净，去皮，切成片；香菇泡软，去蒂，打上十字花刀。
2. 鸡腿洗净，剁成小块，沸水焯过，去除血水后沥干。
3. 将鸡腿放锅内，加入盐、糖、料酒、酱油和水，并放入香菇同煮，用小火慢煮。煮10分钟后，放入胡萝卜片、山药片，再煮至山药片熟透后即可。

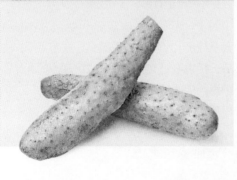

完美胎教

情绪胎教：妊娠末期的情绪调节

妊娠9个月，离预产期越来越近，孕妈妈一方面会为即将与宝宝见面而感到兴奋，另一方面又会对分娩感到紧张。其实孕妈妈大可不必担心，现在医疗水平十分先进，完全可以保证母婴平安。孕妈妈应该以一种平和、欢快的心情来面对最后两个月的妊娠期。

如何保持平和、愉快呢

1.放下不必要的心理负担。对于"高血压怎么办""心动过速怎么办"等问题医生自会处理，对于孕妈妈自己"能否顺利分娩"的问题，更加不用去多虑，相信你自己，相信女人的本能，女人天生有超强的耐痛力，别人能顺利生产，你自然也没有问题。况且还没有临产，所以要尽量免去多余的担心。别人说分娩如何如何可怕，那些话中难免夸大其词，孕妈妈大可不必理会。

2.把分娩看做一个正常的生理过程。这就像瓜熟蒂落一样自然，没必要过于紧张不安。生产的过程是个自然的过程，疼痛也是可以承受的。而且，自然分娩对胎宝宝来说是脱离母体降临世界的第一次"按摩"，对胎宝宝本身也是有好处的。你所要做的就是吃好、睡好、养足精神，以平稳的心情、冷静的头脑度过这一阶段。若是孕妇产前检查的指标都较为正常，就更应该放心去做自己感兴趣的事。

3.作为丈夫，此时要体谅妻子的紧张心理。要尽量耐心，如果妻子心情不畅，而发泄在你身上，不要和她针锋相对，也不可不理不睬，要认真对待妻子，表现出你的细心和温柔，相信她最终也会理解你的。

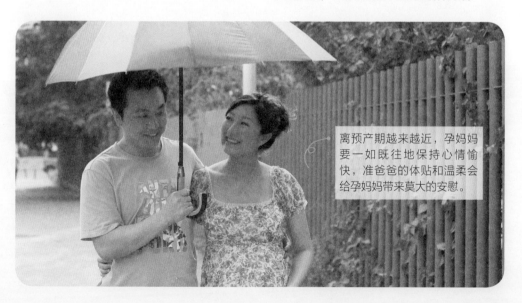

离预产期越来越近，孕妈妈要一如既往地保持心情愉快，准爸爸的体贴和温柔会给孕妈妈带来莫大的安慰。

孕34周 练习适应外面的世界

宝宝的成长

宝宝把主要精力都用在快速增加体重上，看上去圆滚滚的，再也不是那个皱巴巴的小老头了。胎宝宝现在的姿势应该是倒立着躺在小房子里，而不是浮在羊水中。当然，胎宝宝还是浸泡在羊水里的。

宝宝的眼睛在白天的时候睁开，晚上的时候闭上，已经可以处理视觉信息，但是他们的聚焦能力还很弱。另外胎宝宝的各个器官已充分发育，此时的生命力已经很顽强，如果现在提前跑出来，也能够适应外面的世界，孕妈妈也不必再格外担心了。

妈妈的变化

你的腹部已经非常重，会常常出现痉挛和疼痛，有时还会感到腹部抽搐，一阵阵紧缩。同时，你也会发现你的手、脚、脸肿得更厉害了，脚踝部更是肿得老高，特别是在温暖的季节或是在每天的傍晚，肿胀程度会有所加重。手指、手腕等部位可能会感觉到有些疼痛，甚至麻木。这些症状通常出现在夜晚或早晨刚醒来时。

产科专家告诉你

警惕胎膜早破

如果出现阵发性的子宫收缩，阴道突然有大量液体流出，应警惕胎膜早破，应立即叫救护车。

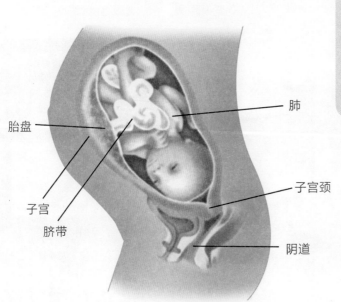

胎盘

子宫

脐带

肺

子宫颈

阴道

日常保健

孕晚期的疼痛如何应对

孕晚期，孕妈妈身体上的疼痛发生得更为广泛和频繁，这里提到的这些孕期疼痛，是生理性的，孕妈妈无须担心，孕期过后即会自行消除。

孕期疼痛部位	症状	产生原因	缓解方法
胸痛	位于肋骨之间，犹如神经痛，但无确定部位	与孕妈妈缺钙、膈肌抬高、胸廓膨胀有关	适量补充钙剂可以缓解
手痛	孕妈妈会感觉到单侧或双侧手部阵发性疼痛、麻木，有针刺感，即所谓腕管综合征，多发生在夜间	是由于怀孕期间分泌的激素，尤其是松弛素引起筋膜、肌腱、韧带及结缔组织变软变松弛累及神经所致	睡觉时把双肩垫高，在手和手腕下垫一个枕头，避免牵拉肩膀的动作
耻骨分离痛	孕妈妈会感觉到大腿根部疼痛，其疼痛可延伸到两侧股骨转子，使髋关节无法内收及外展，或造成下背疼痛	孕晚期为适应胎宝宝日益增大的需求，耻骨联合分离所致	若已经导致韧带拉伤、水肿、行走困难，就必须卧床休息。定期检查，了解耻骨分离情况，加强体育锻炼，增强肌肉与韧带的张力和耐受力是有效的预防办法
外阴痛	外阴部肿胀，皮肤发红，行走时外阴剧烈疼痛	外阴静脉曲张	避免长期站立，避免穿过紧的裤鞋袜，不用过热的水洗浴。局部冷敷可减轻疼痛
坐骨神经痛	腰部以下到腿的位置产生强烈的刺痛感	与胎宝宝下降入骨盆，压迫坐骨神经有关	选择自己舒适的体位和睡眠方法，避免同一姿势站立过久，尽量不要举重物过头顶

营养饮食

孕晚期，蛋白质的需求量要增加

缺乏蛋白质对胎宝宝的危害

蛋白质是构成人体细胞的重要成分，也是维持胎宝宝生长发育和生命的主要营养素。孕后期是胎宝宝生长发育最旺盛的阶段，需要的蛋白质相对较多，长期缺乏蛋白质，胎宝宝就会出现生长发育迟缓，体重过轻等情况，甚至还会影响胎宝宝的智力发育。

怎样合理补充蛋白质

孕后期的孕妈妈，每天蛋白质需求量增加到了100克。

我们平时吃的食物中蛋白质含量丰富的有：牛奶、鸡蛋、牛肉、猪肉、羊肉、鸭肉、鱼等，这些都含有优质蛋白质。植物蛋白质含量最多的是大豆，其次是麦和米。花生、核桃、葵花子、西瓜子也含有较多蛋白质。

羊肉冬瓜汤

材料 瘦羊肉100克，冬瓜250克，酱油、盐、味精、葱花、姜末、植物油各适量。

做法

1. 羊肉洗净，切薄片，用酱油、盐、味精、葱花、姜末拌好；冬瓜去皮，洗净，切片。
2. 炒锅上火，入油烧热，下冬瓜片略炒，加少量清水，放入拌好的羊肉片，烧熟即可。

功效 羊肉和冬瓜都富含蛋白质，还含有脂肪、维生素、矿物质等营养成分，有利水消肿，滋补虚劳的作用，还可以使身体迅速增加热量，是孕妈妈很好的食物。

红烧海参

材料 水发海参100克，瘦肉、白菜各200克，生姜、葱、高汤、料酒、酱油、盐、糖、淀粉、蚝油、香油、胡椒粉、花生油各适量。

做法

1. 将盐、糖、酱油、料酒、高汤调成煨料；将蚝油、淀粉、香油、胡椒粉、清水调成芡汁。
2. 将海参、姜、葱放入开水内煮5分钟，切丝；瘦肉洗净，切丝，加入酱油、淀粉、花生油拌匀待用；白菜入沸水中焯一下捞出。
3. 锅中下入花生油烧热，放入姜、葱爆香，加入海参及煨料煮至海参软烂，放入瘦肉丝，炖2分钟后加入白菜、芡汁，炒熟上盘即可。

功效 海参含丰富的优质蛋白质及钙、钠等元素，具有补血调经、安胎的作用。

产检讲堂

孕33~34周，通过B超评估胎宝宝多大

在孕33~34周，医生会再给孕妈妈做一次B超检查。这次的B超检查结果主要用于评估胎儿的大小，观察羊水多少和胎盘功能以及胎宝宝有没有出现脐带绕颈的情况发生。如果有羊水过少、胎儿脐带绕颈现象，需结合临床再考虑是否继续妊娠。此外，胎宝宝的胎位也是能否顺利分娩的重要指标。9个月的大多数胎儿都是头部朝下，脸部朝向孕妈妈的脊柱，而背部朝外的。

常见的胎位类型如下

顶先露的六种胎位	左枕前（LOA）、左枕横（LOT）、左枕后（LOP）、右枕前（ROA）右枕横（ROT）、右枕后（ROP）
臀先露的六种胎位	左骶前（LSA）、左骶横（LST）、左骶后（LSP）、右骶前（RSA）、右骶横（RST）、右骶后（RSP）
面先露的六种胎位	左颏前（LMA）、左颏横（LMT）、左颏后（LMP）、右颏前（RMA）、右颏横（RMT）、右颏后（RMP）
肩先露的四种胎位	左肩前（LScA）、左肩后（LScP）、右肩前（RScA）、右肩后（RScP）

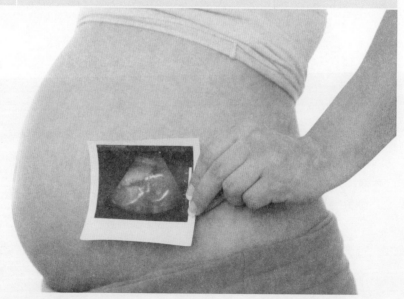

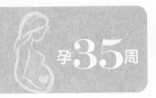

孕35周 粉嘟嘟的小人基本上发育完全了

宝宝的成长

现在的胎宝宝越长越胖，小胳膊、小腿看上去肉乎乎的，体重达到2300~2500克，身长也有45~50厘米了。由于血管接近皮肤表面，他皮肤看上去粉嘟嘟的。这时胎宝宝指甲长长了，有的可能会超过指尖。小耳朵也已经足够灵敏，非常喜欢听妈妈对他说话呢。

胎宝宝的两个肾脏已经发育完全，肝脏也可以自行代谢一些废物了。尽管胎宝宝的中枢神经系统尚未发育完全，但是现在他的肺部发育已基本完成。

妈妈的变化

35周，孕妈妈的子宫已经顶到了肋骨下面，孕妈妈可能感觉到已经没有更多的空间去容纳胎宝宝了。胎宝宝的头部大多已经入骨盆，紧压在孕妈妈的子宫颈口，并且在未来的几周中宝宝的体重还会发生变化，所以孕妈妈在这时候身体会感到越来越沉重。像气球一样膨胀起来的子宫同时也在挤压你的内脏，这就是你感到呼吸困难，需要更频繁地上厕所，出现胃灼热和其他消化方面问题的原因。

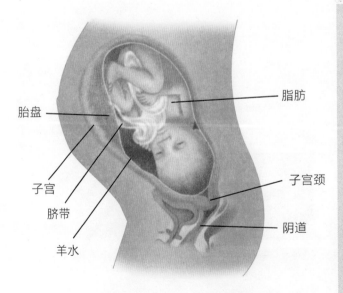

胎盘
子宫
脐带
羊水
脂肪
子宫颈
阴道

产科专家告诉你

胎心监护每次最少20分钟，孕妈妈要有耐心

孕34周后，孕妈妈到医院产检的时候就要开始做胎心监护了。胎心监护每次最少20分钟，主要是为了观察胎宝宝的状况是否正常。如果胎宝宝的活动不明显或很少，可能是因为正处于休息状态，也有可能是胎宝宝出现了异常情况，医生会根据实际情况来进行判断，并对孕妈妈采取相应措施。在即将生产的阶段，胎心监护也能测出孕妈妈是否处于阵痛阶段。

日常保健

解读羊水早破及其处理办法

引起羊水早破的原因

1.孕妈妈的子宫口松弛，使胎膜受到刺激而引发羊水早破。

2.胎膜发育不良，如存在羊膜绒毛膜炎等，造成羊膜腔里压力过大，引起羊水早破。

3.胎位不正、骨盆狭窄、头盆不相称、羊水过多、多胎妊娠等，均可以使羊膜腔里压力增大，发生羊水早破。

4.孕期性生活不慎引起羊膜绒毛膜感染，特别是精液中的前列腺素可以诱发子宫收缩，导致羊膜腔压力不均匀，引发羊水早破。

5.其他因素，如孕期剧烈咳嗽、猛然大笑或暴怒，以及做重体力活等，都可能导致胎膜破裂，羊水流出。

羊水早破容易引发的后果

1.引发胎儿早产。胎膜早破使得羊水过早地流出，胎宝宝就失去了保护。羊水流出后，子宫会变小，不断刺激子宫收缩，这时胎宝宝若是不足月就会发生早产。而早产儿的各个器官可能还没有发育完全，体重较轻，生活能力较差，很容易发生夭折。

2.引发胎儿宫内窘迫。羊水早破，如果胎先露未"入盆"，脐带会随着羊水流出而脱垂出来，引起胎宝宝在子宫内发生窘迫。

3.引发滞产及胎儿缺氧。如果羊水流出过多，子宫会紧贴着胎宝宝的身体，刺激子宫引起不协调宫缩，从而影响产程进展和胎盘的血液循环，导致滞产或胎宝宝缺氧。

4.引发母婴感染。胎膜破裂的时间越长，发生宫内感染的概率就越大。如果胎宝宝吸入感染的羊水，就会引起吸入性肺炎。也容易造成孕妈妈分娩时感染或发生产褥感染。

羊水早破怎么处理

一旦发生羊水早破，孕妈妈及家人要冷静地采取适当措施。为了防止胎宝宝的脐带脱垂，应立即让孕妈妈躺下，并且采取把臀部抬高的体位。

孕妈妈在外阴垫上一片干净的卫生巾，注意保持外阴的清洁，不可以再入浴。

只要发生破水，不管孕妈妈是否到预产期，有没有子宫收缩，都必须立即赶往医院就诊。即使在赶往医院的途中，也需要采取抬高或垫高臀部的躺卧姿势。

端正姿势，改善腰酸背痛

到了孕9月，孕妈妈由于身体愈发笨重，很容易出现腰酸背痛的情况。这就需要孕妈妈在日常生活中掌握正确的坐、卧、行、走等姿势，以改善腰酸背痛的状况。

孕妈妈的正确站姿

双腿平行叉开，站直，重心置于足部，肩稍往后，两臂放松。

需要注意的是，孕妈妈平时不应该长时间站立，如果实在避免不了，可以在前面放一个小脚凳，让双脚轮流置于凳上，或将双脚前后叉开站立，重心放在后脚，隔一段时间再换脚，并用手掌支撑腰部。

孕妈妈的正确坐姿

坐时应选择有扶手、靠背的椅子，坐时臀部和背部要紧贴椅背，也就是要把臀部尽量往后坐"进"去，应使臀部与背部呈90°，膝盖与脚跟也要呈90°。如果需要长时间坐着，可在腰后加个小枕头帮

助支撑腰骶部；如果椅子太高，可以加个小脚凳避免双脚悬空；肩、颈、头部保持直立与平衡，肩部自然放松下垂，身体靠近工作平台，上臂自然垂放在身体两侧，背部保持正常的曲度，大腿与上半身的夹角略大于90°，臀部及大腿两侧的受力相等，双脚平放在地面上。

孕妈妈的正确卧姿

建议孕妈妈采取左侧卧的方式，侧卧时两腿间夹个枕头，肚子下面也可以垫个枕头，以帮助腹部支撑。喜欢平卧的孕妈妈，要注意枕头的高度要合适，头颈部保持平直，下颌稍微内缩，膝部以下的小枕头，对缓解腰部疼痛很有帮助。

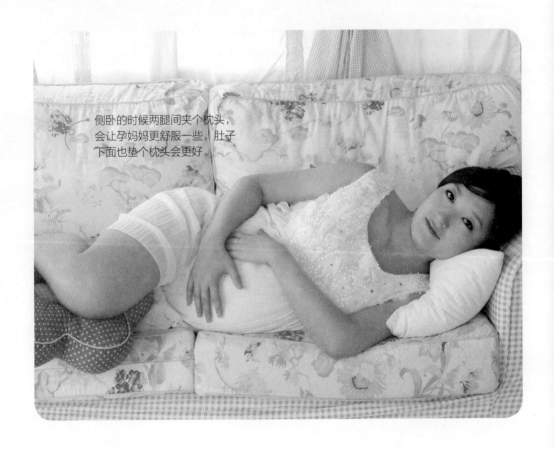

侧卧的时候两腿间夹个枕头，会让孕妈妈更舒服一些，肚子下面也垫个枕头会更好。

孕期运动

缩紧阴道、分腿运动

　　孕后期由于胎宝宝变大，骨盆会产生明显的疼痛和不适，此外，会阴部的压迫感也变得更加明显，小便次数也更加频繁。如果有尿失禁的情况，可以使用卫生巾，同时通过以下的运动可以降低尿失禁的发生概率。

缩紧阴道

第一步：平躺，吸气，同时慢慢地从肛门尽量用力紧缩阴道，注意不要把力量分散到其他部位。（图1）

第二步：呼气，同时慢慢放松下来。吸气时数到8，重复5次之后改向一侧躺下休息。

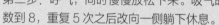
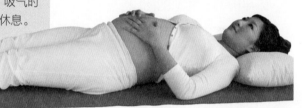

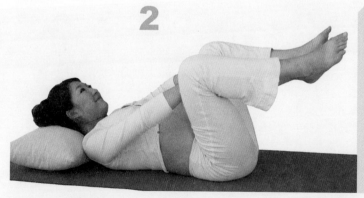

分腿运动

第一步：在平躺的姿势下将膝盖向上举（图2）。用嘴慢慢呼气的同时，按住膝盖并抬起上半身。

第二步：用鼻子吸气并恢复平躺姿势，重复5次之后改向一侧躺下休息。

营养饮食

吃些牛肉可以补铁强身

吃牛肉好处多

牛肉含有丰富的蛋白质，也是补铁的佳品，营养价值很高，且脂肪含量低，味道鲜美，深受孕妈妈喜爱。孕妈妈常吃牛肉，可以增强抗病能力，滋养脾胃，增加食欲，防治下肢水肿，促进胎宝宝的生长发育。另外，牛肉还含有丰富的维生素D，能够帮助人体钙的吸收，促进胎宝宝骨骼和牙齿的发育。

吃牛肉需要注意的问题

牛肉一定要煮熟煮透，完全消灭掉肉里面的寄生虫。用炖食牛肉的方法不会让孕妈妈感到油腻。另外，牛肉虽好，但属于热性食品，所以不能吃太多，否则容易上火。

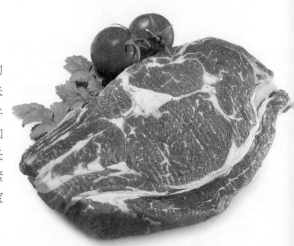

牛肉中的肌氨酸含量几乎居所有食物之首，能帮助孕妈妈增强体力、胎宝宝增长肌肉。

香菜牛肉末

材料 牛肉200克，香菜100克，葱、姜、酱油、糖、花生油、清汤、香油、胡椒粉、盐各适量。

做法
1.将牛肉洗净，剁碎；香菜择洗干净，切成小段；葱、姜洗净，切成末。
2.净锅置火上，放入花生油烧热，下入葱、姜末煸香，放入牛肉煸炒，炒至水分干时加上酱油、糖、清汤，至牛肉熟烂，放入盐、香油、香菜段、胡椒粉即可。

清炖牛肉

材料 黄牛肋条肉500克，青蒜丝5克，植物油、盐、味精、料酒、葱段、姜块、胡椒粉各适量。

做法
1.牛肋条肉洗净，切小方块，放入沸水锅中焯一下。
2.锅内倒油，大火烧热，下牛肉块、葱段、姜块煸透，再倒入沙锅内，加入适量清水、料酒，盖好锅盖，炖至牛肉酥烂时，加入适当的盐、味精、胡椒粉后盛入汤碗内，撒入青蒜丝即可。

完美胎教

孕晚期的抚摸胎教

抚摸胎教可以由孕妈妈单独进行，也可以由准爸爸进行，也可以轮流进行。

抚摸胎教的方法

先用手在腹部轻轻抚摸片刻，再用手在胎宝宝的身体部分轻压一下，可交替进行。有的胎宝宝在刚开始进行抚摸或按压时就会做出反应，随着孕周的增加，胎宝宝的反应会越来越明显，当胎宝宝习惯按压后，他会主动迎上来。到了28周以后，轻轻地触摸配合轻轻的指压可以区别出胎宝宝圆而硬的头部、平坦的背部、圆而软的臀部以及不规则且经常移动的四肢。当轻拍胎宝宝背部时胎宝宝有时会翻身，有时会转动手足，此时可以用手轻轻抚摸以安抚他。

抚摸胎教实施的时间

做抚摸胎教比较理想的时间是在傍晚胎动频繁时，也可以在夜晚9点左右，但不可太晚，以免胎宝宝兴奋起来，手舞足蹈，使孕妈妈久久不能入睡。每次进行的时间也不宜过长，5~10分钟即可。还要注意的是，给胎宝宝做抚摸胎教要坚持，即使在孕晚期妈妈特别不方便的时候也要坚持，此时可以让准爸爸来实施。

意念胎教：想象的力量

孕妈妈先将精神放松，将全部精力都集中在胎宝宝的身上，想象自己的眼睛可以透过腹壁和胎盘，看到纤巧的胎宝宝在羊水中自由自在地游玩的情景。细长的脐带游丝般地联系着胎盘与子宫壁，一些小小的氧气泡，以及维生素、矿物质等各种营养素正源源不断地通过脐带传输到宝宝身上。

告诉自己："我要把宝宝需要的营养素都传输给他，他在我的细心照料下，一定长得健壮、俊美。"

接着，让想象力继续延伸，让满载着关爱的小气泡随着养分一起通过胎盘传递给胎宝宝。让母爱在胎宝宝体内涌动，想象胎宝宝因此而感到温暖和舒适。

继续感受，胎宝宝也透过脐带，将那些代表温馨的小泡泡都传递到了你的身上。你完全沉浸在这种想象里，并吸收这种想象所释放出来的能量，它将你和胎宝宝联系得更加紧密。

现在，你可以休息一下，再读这段话："我已经充分给了宝宝所需要的精神支持，他在我的祈求下，一定过着幸福和快乐的生活。"

至此，将贯注于胎宝宝身上的注意力抽出来，闭上眼睛，放松自己。

产检讲堂

孕35~36周，决定分娩方式

到本周，医生会给孕妈妈做内检、阴拭子和B超的检查，来决定孕妈妈的分娩方式了。

内检

一般在孕35周左右进行，主要是了解孕妈妈骨盆腔的宽度是否适合顺产，同时也希望能起到刺激子宫颈以加快其成熟，从而促进产兆出现的作用，以免发生过期妊娠。

做内检的过程

1. 医生会事先在检查床上铺好无菌的一次性臀垫。

2. 孕妈妈脱掉一条裤腿（一般脱左腿），采取膀胱截石位，平躺在检查床上等待检查。

3. 医生会将手指插入阴道，另一手置于腹部上方，以检查子宫位置、大小、形状、软硬度及怀孕周数是否与子宫大小相符。

内检前的准备

1. 做内检前一天的晚上，孕妈妈要将自己外阴部清洗干净（用清水冲洗即可，洗液有可能掩盖阴道存在的病患）。

2. 换上干净的内裤，穿上易于穿脱的衣裤。

3. 内检前，应该排空膀胱。

阴拭子检查

阴拭子检查主要是通过检查阴道中有无细菌感染，来决定分娩方式，如果感染严重只能采用剖宫产。医生会用小棉棒伸进阴道提取一些白带，然后进行普通培养，如果结果显示为阴性，则表示阴道内没有细菌生长，可以作为判断是否能顺产的依据之一。

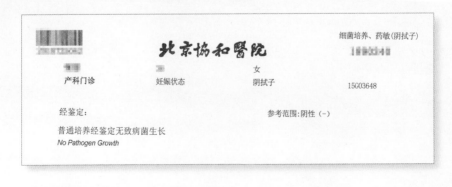

孕36周

每天有自己的活动周期

宝宝的成长

本周胎宝宝的身长没有什么明显变化，体重倒是增加到2500克了，而且还会继续增加。他的指甲长度几乎要超过指尖了。覆盖于胎宝宝全身的绒毛和胎脂开始脱落，这些脱落的物质会和其他分泌物一起被胎宝宝吞咽下去，聚集在肠道里，变成黑色的胎便，出生后排出来。宝宝在妈妈腹中活动时，他的小手、小脚、头部、手肘都可能会清楚地在妈妈的腹部凸显出来。同时，还会有更多的光线通过变薄的腹壁透射进子宫，这会使胎宝宝逐步建立起自己每天的活动周期。

妈妈的变化

这时孕妈妈的肚子已经相当沉重，肚子大得连肚脐都膨突出来，起居坐卧颇为费力。上下楼梯和洗澡时一定要注意安全，防止滑倒。在这一阶段子宫整体位置的下降会使得胃、胸部的憋闷感减轻，但同时也使膀胱受到的压迫增加，尿频的状况较之前更加明显，阴道分泌物也因而增多。此时的子宫及阴道变软，为分娩做好准备。子宫收缩，使腹部胀满、发硬。如果出现间隔15分钟左右子宫有规律地收缩1次，那就是临产的先兆了。

产科专家告诉你

孕后期的饮食原则

怀孕的最后阶段，你要适当限制脂肪、甜食和水果的摄入，减少米、面等主食的量，以免胎儿长得过大。如果临近分娩时，出现下肢水肿，还应减少盐的摄入。

产检时间

现在你需要每周做一次产前检查。

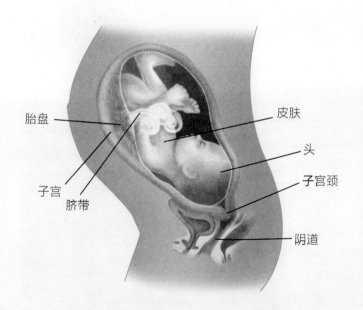

胎盘
子宫
脐带
皮肤
头
子宫颈
阴道

日常保健

了解待产中的意外情况，给分娩多一份保险

待产时，孕妈妈往往会遇到一些我们意想不到的情况，从而给正常分娩造成困难，更重要的是给孕妈妈和胎宝宝都造成危险。下面我们提前了解一下待产时可能会遇到的突发状况及应对策略，让孕妈妈做好充分的心理准备。

胎盘早期剥离

待产过程中，如果孕妈妈突然由阵痛转为持续性疼痛，且伴有大量阴道出血，即出现了胎盘提前剥离子宫的情况。目前引发的原因仍不明确，且发生前没有任何征兆，但一旦发生，必须立即急救，以免给母婴造成巨大的危险。

脐带脱垂

大多数发生在胎位不正或羊水早破的情况下。如果是臀位的话，胎宝宝的脚先露出，脐带会顺着流出的羊水也滑落出来，并且很有可能卡在胎宝宝和产道之间，造成母体与胎宝宝间物质交换的障碍，这样胎宝宝失去了获取营养和氧气的来源，很容易造成胎宝宝严重缺氧，甚至死亡。

如果出现这种情况，一般医生建议孕妈妈"头低脚高"的躺着，尽量让胎宝宝或胎头不被压迫，再将手伸进产道内，把先露出来的部分往上面推，使胎宝宝尽量不压迫脐带，然后紧急实施剖宫产手术。

羊水栓塞

待产过程中，羊膜细胞、胎膜、胎发穿透子宫内壁血管，沿着血液循环到达肺部，破坏凝血机能，造成新妈妈突然大出血，且血液无法凝固，甚至导致新妈妈死亡。对于具体原因医学界尚未明确，且抢救胎儿非常困难，但这种情况是很罕见的。

胎儿窘迫

胎儿心跳频率急剧下降，可能是因为胎儿脐带绕颈、解胎便、早期破水或者脐带下垂胎头受到压迫等原因。这时医护人员会给孕妈妈吸氧、打点滴，让孕妈妈左侧躺，如果胎儿心跳还是无法恢复正常的话，就必须进行剖宫产手术。

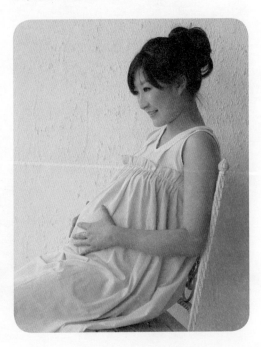

营养饮食

适合孕晚期食用的主食

鳗鱼饭

材料 鳗鱼150克，笋片50克，青菜100克，米饭100克，盐、料酒、酱油、糖、高汤各适量。

做法

1.鳗鱼处理干净，放入盐、料酒、酱油等调味品，腌渍片刻。

2.打开烤炉，温度调至180℃，将腌好的鳗鱼放入烤盘，烤熟。

3.笋片、青菜放入油锅中稍翻炒，加入鳗鱼，放入高汤、酱油、糖等调味，至水收干后出锅，将做好的鳗鱼浇在饭上即可。

功效 鳗鱼含有丰富的蛋白质、钙、磷、维生素等营养素，且含有较多的不饱和脂肪酸，尤其含有对胎宝宝大脑发育极为有利的DHA，适合孕妈妈在孕后期食用。

菠菜芹菜粥

材料 菠菜250克，芹菜250克，大米100克。

做法

1.菠菜、芹菜择洗干净，切成4厘米长的段备用。

2.将洗净的大米放入锅中，加清水800毫升。

3.锅置大火上烧沸，再用小火煮30分钟后，加芹菜、菠菜烧沸，开盖煮10分钟即可。

功效 此粥养血润燥，降低血压，适用于孕妇血虚便秘、高血压、水肿、小便不利等症。

雪菜肉丝汤面

材料 面条2000克，猪肉丝100克，雪菜50克，花生油、酱油、味精、盐、料酒、葱花、姜末各适量，鲜汤400克。

做法

1.雪菜洗净，加清水浸泡，使之变淡，捞出，挤干水分，切成碎末；肉丝放入碗内，加料酒拌匀；把大部分酱油、盐、味精分别放入两个碗内。

2.锅置火上，倒油烧热，下葱花、姜末炝锅，放入肉丝煸炒至肉丝变色，再放入雪菜末翻炒几下，烹入料酒，加入余下的酱油、盐、味精，拌匀盛出。

3.锅置火上，放水煮面条，分别捞入两个盛调料的碗内，舀入制好的鲜汤，再把炒好的雪菜肉丝均匀地撒在面条上即可。

功效 此面可以补充钙质，滋补强身。

黄芪小米粥

材料 小米、黄芪各30克。

做法 取小米淘洗干净，黄芪用清水洗净，放入锅中用水煮至熟烂。

功效 黄芪味甘性微温，具有补气升阳、益气固表、脱毒生肌、利水消肿的功效，可以缓解妊娠期小腹下坠、白带增多等症。

预防早产

造成早产的八大原因

1.疲劳和压力：孕妈妈长时间站立、提重物或长途旅行时身体疲劳，会有早产的危险。睡眠不足和心理压力过大也可能会导致早产。

2.孕妈妈的年龄：未满20岁的孕妈妈子宫未成熟，35岁以上的孕妈妈子宫老化，以上两种情况，早产的危险比较大。

3.孕妈妈的疾患：患有高血压、心脏病、肾脏病、糖尿病、肺结核、肺炎等疾病的孕妈妈，胎盘无法发挥正常功能，妊娠后期早产的危险比较大；严重贫血的孕妇，由于组织缺氧，子宫、胎盘供氧不足，也可能发生早产；孕妇营养不良，特别是蛋白质不足以及维生素E、叶酸缺乏，也是导致早产的原因之一。

4.异常状况：前置胎盘或胎盘早期剥离、羊水的量太多或太少、子宫颈无力支撑胎宝宝和胎盘的重量等，这些异常状况也可导致早产，需要尽早检查和治疗。

5.子宫内感染：孕妈妈感染流行性感冒病毒或宠物的寄生虫，通过宫颈或胎盘传染给胎宝宝，会导致胎膜破水或子宫收缩，这时候早产的危险性高。

6.怀有双胞胎或巨大儿：怀了双胞胎和巨大儿，因为肚子相当大，羊膜无法承受压力而容易破水。妊娠末期要小心不要让羊膜破裂，要保证安全。

7.孕妈妈有流产史：流产史，尤其是晚期流产史、反复流产、人工流产、引产或流产后不足一年又再次怀孕等对孕妇影响最大。因为流产对宫颈均有不同程度的损伤，易导致宫颈功能不全，使早产率增高。

8.生活习惯：妊娠后期频繁的性生活易引起胎膜早破，这是导致早产的较常见原因。孕妇吸烟和过度饮酒，也与早产密切相关。

正常分娩和早产的时期表

满20周	流产	19周6天
满37周	早产	28周0天～36周6天
满42周	正常分娩	37周0天～41周6天
	过期产	42周0天

早产的五大征兆

1.周期性腹部紧绷和腹痛：早产只不过是生产时间早，其他与正常分娩一样。妊娠8个月以后腹部频繁出现紧绷感，像石头或球一样硬硬的，同时出现反复而有规律的疼痛时可以看成是早产的征兆。要先安定下来后联络医生。

2.出血：出血对孕妇来说是危险的信号，不管是在什么时候发生，也不管出血量多量少，都应引起重视。因为可能会感染，所以不要清洗阴道部位，只需垫好护垫尽快到医院。

3.流羊水： 阴道少量渗出或像小瀑布般一下就流出清澈透明的水样液体，可能是破水。大部分是羊水破裂后开始阵痛，所以垫好护垫后应立即去医院。就算医院很近也要坐车去，用躺着的姿势抬高腰部，尽量不要活动腹部。

4.痛经似的疼痛： 感觉到子宫口正在打开或腹部的膨胀感与平时不同时可能是早产，要注意观察，若未得到缓解，马上去医院。

5.下腹变硬： 如果准妈妈的下腹部反复变软、变硬，且肌肉也有变硬、发胀的感觉，至少每10分钟有1~2次宫缩，持续30秒以上，而且伴随着持续阵痛，这种现象就是先兆早产，这时准妈妈应尽早到医院检查。

防止早产的生活方式

1.身体保持暖和。 身体保温不够、血液循环不畅，对宝宝是不利的。夏天，孕妈妈待在空调房内，要穿长袖和袜子。在房间里走动或者在厨房干活时，脚上要穿拖鞋，地上要有垫子。

2.注意性生活。 有早产症状的孕妇最好在妊娠后期避免性生活，性生活应使用安全套，不要用压迫腹部的体位，禁止刺激乳头，也要避免动作激烈。

3.防止便秘和腹泻。 便秘时以蹲姿使劲，会引起子宫收缩，导致早产。腹泻

严重时也会在排便时刺激子宫，导致其收缩，要多注意。

4.8个月以后不要用束缚带。 束缚带妨碍血液循环，使身体变凉，导致子宫收缩，所以妊娠后期不要穿束腹或紧身的衣服。

5.不要让体重突然增加。 体重突然增加容易得妊娠高血压等疾病，还可能使胎盘的功能退化，胎宝宝无法很好地接受氧气和养分，从而导致早产的概率高，早期破水的概率也高。

6.有早产危险者，必须选择大医院。 有早产经历的孕妈妈下一胎早产的概率也很高，需要通过定期检查来查看子宫的状态和胎宝宝的状态。有妊娠高血压疾病或妊娠性糖尿病、怀双胞胎等高危孕妇要到可以接受早产儿治疗的综合性医院去进行产前检查及分娩。

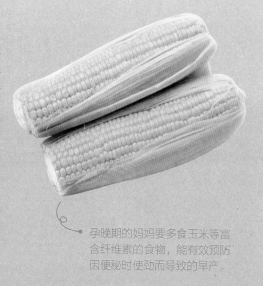

孕晚期的妈妈要多食玉米等富含纤维素的食物，能有效预防因便秘时使劲而导致的早产。

关于无痛分娩，听听专家怎么说

无痛分娩也称为"分娩镇痛"，是指利用各种医学措施使分娩疼痛减轻甚至消失的一种分娩方式。这种分娩方式可以让孕妈妈不再承受剧痛的折磨，消除孕妈妈对分娩的恐惧和减轻产后疲劳感，还能让孕妈妈在第一产程得到足够的休息，为分娩保存体力。

无痛分娩在一定程度上缓解产痛

无痛分娩的止痛效果是不同的，首先疼痛是一种主观感受，不同的人对疼痛的耐受力是不同的。其次，孕妈妈的体质对药物的敏感度也是不同的，所以无痛分娩是无法做到彻底的"无痛"。实际上，无痛分娩是通过促进子宫的血液流动，达到缓解宫缩过多带来的负面影响，也就是说无痛分娩是减轻产痛，起到镇痛的效果，而不是让产痛消失。目前大多数人能在无痛的状态下，保持轻微的子宫收缩感，所以，无痛分娩还是在很大程度上能缓解产痛的，这一点是毋庸置疑的。

无痛分娩也需要用力

无痛分娩所用的镇痛剂是一种"感觉与运动分离"的神经阻滞药，它只是麻痹了孕妈妈的疼痛感神经，但运动神经和其他神经是不受影响的。所以，分娩期间，孕妈妈活动是完全自如的，能感觉到腹肌收缩和子宫收缩，可以根据医护人员的指令用力。如果没有用力的感觉，可在医护人员指导下使劲，促进分娩的顺利完成。

无痛分娩对母婴健康影响不大

如果无痛分娩操作规范和麻醉药物剂量准确，对母婴的身体是不会造成不良影响的。但有些孕妈妈采取椎管内阻滞镇痛时，会出现头痛、恶心、呕吐、低血压等不适的症状，严重的甚至威胁到生命安全，但这种情况发生的可能性非常低，所以孕妈妈也不必过于担心。

由于无痛分娩的麻醉药浓度远远低于一般手术的药物使用剂量，能经过胎盘进入胎宝宝体内的药物量更是微乎其微，对宝宝不会产生不良的影响，更不会阻碍宝宝的脑部发育。

哪些人不适合无痛分娩

无痛分娩让孕妈妈不再经历分娩疼痛的折磨，减少对分娩的恐惧，但并不是所有孕妈妈都适合采取无痛分娩方式。

1. 孕妈妈有阴道分娩禁忌证，如胎盘早剥、前置胎盘、胎儿宫内窘迫等，不适合无痛分娩。

2. 孕妈妈有麻醉禁忌证，如对麻醉药或镇痛药过敏、耐受力超强等，也不适合无痛分娩。

3. 孕妈妈有凝血功能异常，也不能采用无痛分娩。

4. 孕妈妈有妊娠并发心脏病、药物过敏、腰部有外伤史等情况，应提前告知医生，由医生决定能不能进行无痛分娩。

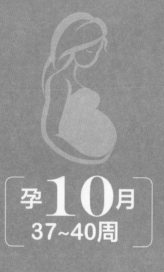

孕10月
37~40周

静待降生的小天使

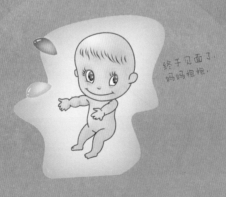

终于见面了，
妈妈抱抱。

我的各个器官已经完全成熟了，平时会有规律
地睡觉，还喜欢吸手指、抓脐带玩耍，现在我
已经做好了一切准备，就等着和妈妈见面了。

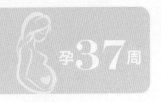

孕37周 随时准备与妈妈见面

宝宝的成长

在这里要恭喜孕妈妈，你此时已进入怀孕的最后阶段，这意味着宝宝随时可能降生，你们母子很快就要见面了。胎宝宝的内脏——心、肝、肺、胃、双肾的循环系统已经建立。胎宝宝的体温要比母亲的体温高。从37周到41周的新生儿都可以称为足月儿。

现在胎宝宝有的胖一些，有的瘦一些，但一般体重超过2500克就算正常。胎宝宝的头已经完全降入骨盆，如果此时胎位不正的话，胎宝宝自行转动胎位的概率就已经很小了。如果医生发现孕妈妈有胎位不正的情况，通常会建议采取剖宫产。

妈妈的变化

随着预产期的临近，孕妈妈时常感到腹部收缩疼痛，有时甚至会认为阵痛已经开始，如果是不规则阵痛，那么这实际上只是身体为适应生产时产生的阵痛而做准备，属于正常的生理现象。另外子宫逐渐变得潮湿柔软，且富有弹性，这是在为胎宝宝出生做准备。这时，子宫分泌物增多，有的孕妈妈还会出现子宫口提前张开的现象，这时应该保持心神稳定，密切观察身体变化。

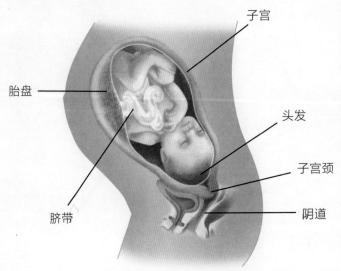

子宫

胎盘

头发

子宫颈

脐带

阴道

产科专家告诉你

坚持记数胎动

本周开始，你需要每天记数3次胎动，每此记数1小时，3次计数次数相加再乘以4，则为12小时内的胎动数，若计算结果在30次以上，则表示正常，30~20次就要提高警惕了，如果计算结果小于20次表示胎儿危险，孕妈妈就需要去看医生了。

日常保健

准备母乳喂养

就要和胎宝宝见面了，为了顺利地给胎宝宝进行哺乳，建议孕妈妈提前给乳房和乳头做按摩和矫正。

5个月开始坚持做乳房按摩，有利于产后下奶。乳房按摩要一天做1次，1次大概2~3分钟。在身体舒服的状态下，如睡觉之前、每天沐浴时或沐浴后的时间，用按摩霜或橄榄油按摩乳房和乳头，能取得较好的效果。如果出现下腹疼痛的现象，应立即停止按摩，以免乳头受到刺激，引起子宫收缩。

矫正乳头扁平或凹陷的按摩方法

怀孕33周以后，初乳开始分泌。此时按摩乳房除了可以促进乳汁分泌，还可以预防乳头裂伤。奶头扁平或凹陷的孕妈妈，要尽早开始矫正，否则到时候胎宝宝就喝不到营养丰富的母乳了。其实如果妊娠过程顺利的话，在16周前后，就可以开始做乳头的护理了。

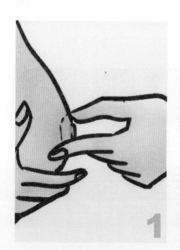 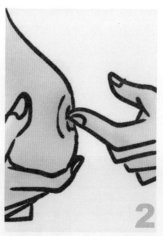 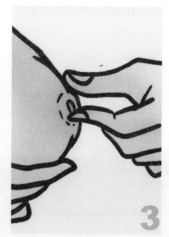

1.用一只手托着乳房，用另一只手掐住乳晕和乳头捏弄。

2.抓住乳头，往里按压直到感到疼痛为止。

3.用手指捏住乳头后拧，反复2~3次。

孕期运动

催产运动

如果到了预产期还没动静，孕妈妈就要加强运动了。不过一定要记住，出去运动时要带"保镖"，以应对"紧急情况"。

做体操

划腿运动：以手扶椅背，右腿固定，左腿做360°转动（划圈），做毕还原，换腿继续做，早晚各做5~6次。

腰部运动：以手扶椅背，慢慢吸气，在吸气的同时手臂用力，脚尖立起，腰部挺直，使下腹部紧靠椅背，然后慢慢呼气，手臂放松，脚还原，早晚各做5~6次。

骨盆运动：双手双膝着地，吸气弯背，出气，同时抬头，上半身往后仰，反复10次。

阴道肌肉运动：仰卧，慢慢收缩阴道肌肉，同时往上收臀部，数到5慢慢落下，反复10次。

爬楼梯

到了预产期还没动静的孕妈妈，医生通常会建议你去爬楼梯。爬楼梯可以锻炼大腿和臀部的肌肉群，帮助胎宝宝入盆，使第一产程尽快到来。

平时，孕妈妈可以爬单元楼内的楼梯，午后可以找一个小山包走一走。山上草木繁盛，14~16时正是草木释放氧气最强的时候，孕妈妈可以借爬山进行"充氧"。如果觉得累，一定要及时休息。下楼或下山时要留心脚下，注意安全。当

然，在爬楼梯或者在小山包上步行时身边一定要有人陪伴。

散步

散步是孕晚期最适宜的运动方式，可以让你有机会呼吸到新鲜空气。在妊娠末期，散步还可以帮助胎宝宝下入骨盆，松弛骨盆韧带，为分娩做好准备。散步的时候要边走动，边按摩，边和孩子说话，和他一起聆听小鸟欢唱，蟋蟀喧鸣。

散步的时间以每次30分钟左右为宜，可在每天早晚分两次进行，也可早中晚三次，每次20分钟。

散步的地点最好选择环境干净、清幽的地方，远离污染物，不要在公路边散步，汽车尾气会带给你过多的铅。

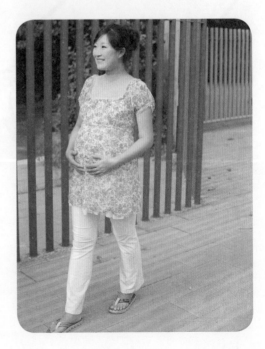

营养饮食

合理补充碳水化合物

缺少或过量摄入碳水化合物的危害

碳水化合物是具有构成人体组织成分、维持心脏和神经系统正常活动、节约蛋白质、保肝解毒等重要作用的营养成分。如果孕妈妈缺乏碳水化合物，会表现出消瘦、头晕、无力等症状，甚至发生低血糖、休克等病症。胎宝宝则会生长发育缓慢。

若摄入过量的碳水化合物，可导致孕妈妈的肥胖，血脂、血糖升高，出现巨大儿，甚至导致孩子患2型糖尿病。

如何合理补充碳水化合物

碳水化合物包括食物中的单糖（葡萄糖、果糖）、双糖（蔗糖、麦芽糖）、多糖（淀粉）和膳食纤维。中国营养学会建议，我国居民碳水化合物所提供的能量为每天摄入总能量的55%~65%。

孕后期的孕妈妈在碳水化合物的摄取上应该以淀粉类的复合糖类为主，避免摄入过多的单糖，减少蔗糖和果糖的摄入量，否则会有患糖尿病和动脉硬化性心脏病的危险。

食物中淀粉的主要来源是粮谷类和薯类食物，例如大米、荞麦、紫米等谷物可为人体提供基础能量。单、双糖则主要来自蔗糖、糖果、含糖饮料、甜食等。

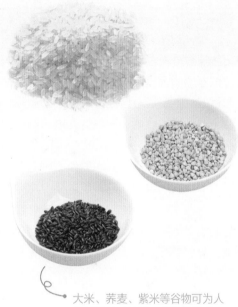

大米、荞麦、紫米等谷物可为人体提供基础能量，是孕妈妈碳水化合物的重要来源。

花生米粥

材料 大米、红衣花生米、冰糖各100克。

做法

1. 花生米用水浸泡5~6小时，换水洗净；大米淘洗干净。
2. 锅置火上，放入清水、大米，先用大火烧沸，加入花生米，转用小火煮成粥，用冰糖调味即可。

功效 养血补血，补脾润肺。

完美胎教

美育胎教：丰富多彩的美育活动

画画是表达感情的一种方式，孕妈妈尝试着为胎宝宝画画，可以达到舒缓情绪的目的。不要担心自己没有艺术细胞，只要带着愉快的心情、诚恳的态度参与这项活动，一定会达到令你意想不到的效果。

孕妈妈要意识到，你所作的画并不是要拿给别人欣赏的作品，所以不一定要把它画得非常完美，比起作品本身的好坏，我们更应该关心的是，在作画的同时你是否一直保持舒心的状态，以及是否有与胎宝宝共同参与的感受。

在进行绘画的过程中，要尽可能多地运用不同的颜色和素材。可以尝试着用蜡笔、颜料和彩色铅笔绘画。蓝天、白云或是孩子漂亮的面孔等都可作为素材。甚至可以对着从医院带回来的B超图片画一画胎宝宝现在的模样。除了绘画以外，捏泥人、插花和剪纸也同样是极具趣味的艺术活动。

光照胎教：训练胎宝宝的昼夜节律

在这一周之前，如果孕妈妈还没有为胎宝宝进行过光照胎教，那么从现在开始，就必须每天定时为胎宝宝实施了。实验证明，光照胎教不仅可以促进胎宝宝对光线的灵敏反应及胎宝宝视觉功能的健康发育，还有益于孩子出生后动作行为的发育。另外，训练胎宝宝白天觉醒、夜间睡眠的昼夜节律也是有必要的。

实施方法

你可每天定时用手电筒的微光一闪一灭地照射腹部3次，同时告诉胎宝宝，现在是早晨或中午，同时为他数胎动的时间。也可以在晒太阳的时候，摸着自己的腹部，告诉胎宝宝，现在是什么时间，阳光有多么温暖，外面的世界有多么美丽……

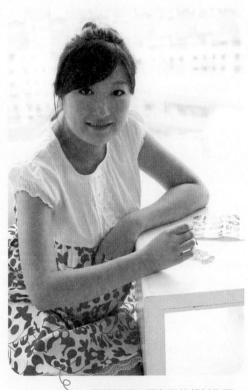

孕妈妈用不同色彩的颜料作画，可以愉悦身心，还可以锻炼宝宝对颜色的感知力呢。

产检讲堂

孕37周，检测胎动、胎心率

从37周开始，孕妈妈已经进入怀孕的最后一个月，要每周进行一次产前检查。重点产检项目有：注意胎动，检测胎心率。

胎动检测

孕晚期对胎动的严密监测就是监护胎宝宝的生命安全。正常胎动为每天30~40次。在怀孕的28~32周，胎动最为强烈；孕晚期，尤其是临近产期的孕38周后胎动幅度及次数都有所减小，孕妈妈感觉为蠕动。孕妈妈应该以24小时作为一个周期，来观察宝宝的胎动是否正常。

一般来说，早晨胎动最少，孕妈妈数胎动的时间最好固定在每晚8~11点，每天要坚持数宝宝胎动3次，每次1小时，通常情况下，孕妈妈1小时胎动3~5次就说明宝宝情况良好，晚上胎宝宝的胎动可达到6~10次。

当胎动的规律出现变化，胎动次数少于或超出正常胎动次数时，要格外小心。如果发现胎宝宝的胎动次数明显异于平时，比如1小时胎动次数少于3次，应再数1小时，如仍少于3次，应立即去医院做进一步检查。

胎心率

从怀孕37周左右开始，医生还会对胎宝宝进行两次以上的胎心监护，以方便了解胎宝宝的宫内情况。

胎心率线
胎心监护仪上主要有两条线，上面一条是胎心率，正常情况下波动在120~160，一般表现为基础心率线，多为一条波形曲线，出现胎动时心率会上升，出现一个向上突起的曲线，胎动结束后会慢慢下降。胎动计数大于30次/12小时为正常，胎动计数小于10次/12小时提示胎儿缺氧。

宫内压力线
下面一条线表示宫内压力，在宫缩时会增高，随后会保持在20mmHg左右。

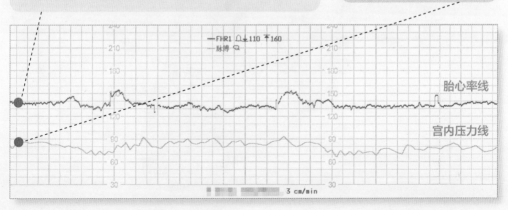

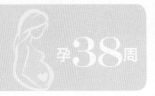

孕38周 我已经发育成熟啦

宝宝的成长

此时，胎宝宝的头在骨盆内摇摆，但是周围有骨盆的骨架保护，所以孕妈妈不用担心。总体来说，他变得更加安静了，孕妈妈很少能感受到明显的胎动。最值得高兴的是，胎宝宝的呼吸系统、消化系统和泌尿系统都已经全部发育成熟了，大脑也出色地运行着。

很多胎宝宝这时的头发已经长得较长较多了，根据个体的差异，有的胎宝宝的头发又黑又多，有的就有些发黄，也有一些胎宝宝一点头发都没长。这除了营养因素外，遗传也是重要原因之一。现在胎宝宝身上原本覆盖着的一层细细的绒毛和大部分白色的胎脂逐渐脱落、消失，胎宝宝的皮肤变得光滑。

妈妈的变化

在提示分娩的规律性子宫收缩之前，孕妈妈还会经历假性阵痛收缩。假性阵痛收缩的出现是没有规律的，只要稍加运动，阵痛就会消失。现在，孕妈妈可能会感觉到心情烦躁焦急，既盼望宝宝早日降生，又对分娩的痛苦有些恐惧。其实不必如此，放松心情，顺其自然地等待宝宝的到来。孕妈妈需要做的是注意观察分娩征兆，随时做好准备，坚强、忍耐、沉着地去应对接下来的分娩。

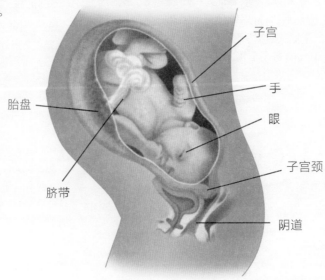

胎盘

脐带

子宫

手

眼

子宫颈

阴道

日常保健

做好随时分娩的准备

1.清洁身体。尽可能每天洗澡，淋浴或只擦擦身体也可以。特别要注意保持外阴部的清洁。头发也要整理好。不要做对母体不利的动作，避免做向高处伸手或压迫腹部的姿势。

2.充分摄取营养，保证充足睡眠。孕妈妈从宫缩加剧到分娩结束需要12~16个小时，要积蓄足够的体力才能支撑。所以一定要吃好睡好。

3.严禁性生活。性生活可能会造成胎膜早破和早产。

4.不要远途散步。孕妈妈随时面临分娩，不知道什么时候会开始宫缩，因此要避免一个人在外走得太远。如果去远处，要将地点、时间等详细信息向家人交代清楚，或留下纸条再出去。

5.建立紧急联络方式。为防止孕妈妈在家中无人陪伴时突然发生阵痛或破水，必须事先建立紧急联络方式，家人的手机应该随身携带，住所距离医院较远者，应预留出租车的电话号码，或者请求附近的亲朋好友，必要时协助送往医院。

6.准备好入院时必须带的物品。怀孕后期发给孕妈妈的待产须知上，除了列举即将生产的各种征兆外，还注明住院待产时应携带的物品，包括挂号证、夫妻双方身份证、保健卡、孕妈妈健康手册，以及个人日常用品、换洗衣物、产垫等。这些物品要提早准备好。

提前了解三大产程，做到心里有数

自然分娩被分为三个阶段，叫做"三大产程"。第一产程指子宫闭合至开到10厘米左右的阶段，可以持续24小时；第二产程指从子宫颈口全开到胎宝宝娩出的阶段，一般需1小时左右，不超过2小时；第三产程指从胎宝宝娩出到胎盘娩出的阶段，需6~30分钟。下面介绍一下三大产程中胎宝宝娩出的全过程。

第一产程：宫颈开口期

指子宫闭合至开到10厘米左右的过程，可以持续24小时。根据子宫颈的扩张程度可分为潜伏期与活跃期。潜伏期：子宫颈扩张至约3厘米时，产妇会产生渐进式收缩，并产生规则阵痛；活跃期：此时期，子宫颈扩张从3厘米持续进展至10厘米。初产妇需经历4~8小时；经产妇需2~4小时。宫颈开口期过程如下图：

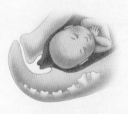 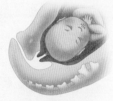

产程开始前的宫颈口　　　　宫颈口已经开始打开

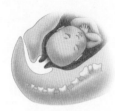

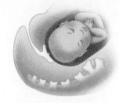

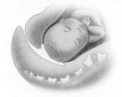

宫颈口继续打开　　　　　宫颈口开始缩回　　　　宫颈口完全缩回，宝宝的头开始进入阴道

第二产程：分娩期

　　是指从子宫颈全开到胎儿娩出的过程，当子宫颈全开以后，就进入第二产程。这时，胎头会慢慢往下降，产妇会感到疼痛的部位也逐渐往下移。这时，宝宝胎头逐渐经由一定方向的旋转下降，最后娩出。初产妇一般需1~2小时；经产妇一般需0.5~1小时。分娩期过程如下图：

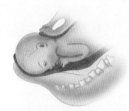

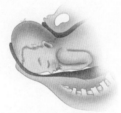

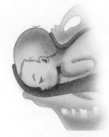

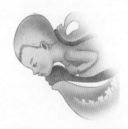

宝宝的头娩出，　　　宝宝头娩出，　　　宝宝头娩出，　　　宝宝的头完全娩出外阴
脖子抵达阴蒂　　　可以看到外阴　　　会阴出现松弛

第三产程：娩出期

　　是指从胎儿娩出后到胎盘娩出的过程，等宝宝产出后将脐带钳夹，再等胎盘自行剥落或协助排出。一般需要5~30分钟。

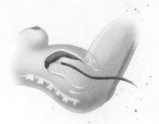

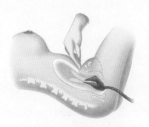

宝宝娩出后，胎盘的位置　　　　　医生按压腹部和子宫，
　　　　　　　　　　　　　　　　加速胎盘的排出

营养饮食

孕妈妈应适当少吃盐

孕妈妈多吃盐的危害

孕妈妈在怀孕期间容易出现水肿和高血压的症状，所以要格外注意不能摄入过多的盐分。如果孕妈妈吃得过咸，可能导致体内钠潴留，引起水肿，甚至会影响胎宝宝的正常发育。当然，如果一点盐都不吃，对孕妈妈也并非有益，可按照每天钠的推荐摄入量加以控制。

哪些情况需要忌盐

1.患有某些与妊娠有关的疾病（心脏病或肾脏病）时，必须从妊娠一开始就忌盐。

2.孕妈妈体重增加过度，同时出现水肿、血压增高、妊娠中毒症状者应忌盐。

忌盐饮食

每天孕妈妈可以从正常饮食中摄取不超过6克的氯化钠，其中1/3由主食提供，1/3来自烹调用盐，另外1/3来自其他食物。

孕妈妈可以通过食用无咸味的提味品来养成忌盐饮食的习惯，如新鲜的西红柿汁、无盐醋渍小黄瓜、柠檬汁、醋、无盐芥末、香菜、大蒜、洋葱、韭菜、丁香、香椿、肉豆蔻等，也可食用全脂或脱脂牛奶以及低钠酸奶、乳制甜奶。

柑橘鲜蔬沙拉

材料 柑橘瓣250克，青柠1~2只，鲜嫩蔬菜100克，无糖椰蓉片、果汁、橄榄油、盐、胡椒各适量。

做法

1.烤箱预热到350℃，将椰蓉片放入单层的饼干烤盘，烤3分钟至椰蓉呈金黄色后取出。

2.将柑橘瓣控干；在一只大碗里加入一汤匙果汁，取半茶匙青柠皮和两汤匙青柠汁与柑橘汁混合，加1/4茶匙盐和1/8茶匙黑胡椒粉调味，滴入橄榄油搅匀。

3.将调味汁浇在蔬菜上，充分搅拌后分成8盘，加入柑橘瓣，最后撒上椰蓉片。

功效 这道菜清淡爽口，含有蛋白质、碳水化合物、脂肪等营养成分，热量和钠含量都比较低，很适合体重过重且患有水肿的孕妈妈食用。

青菜虾仁粥

材料 大米100克，青菜、虾仁各50克，鸡汤250克，盐2克。

做法

1.青菜洗净，焯水，切段；虾仁洗净，焯水；大米洗净，浸泡30分钟。

2.锅内倒入鸡汤和清水煮开，倒入大米，大火煮沸，转小火熬煮至黏稠，放入虾仁，略煮片刻后加入青菜，加盐调味即可。

3.将调好的调味汁浇在蔬菜上，充分搅拌后分成8盘，加入柑橘瓣，最后撒上椰蓉片。

功效 虾仁富含优质的蛋白质，孕妈妈常食这道菜可以增强机体免疫力，提高抗病的能力。

产检讲堂

孕38~40周，每周一次产检

从本周开始，孕妈妈需要每周都例行检查了。主要包括阴道检查、检测胎心、观察羊水、宫颈指诊。

阴道检查

阴道检查可清楚地了解子宫颈开口的程度、宫颈的位置和软硬度、胎头的位置、胎头有无变形及与骨盆的关系到底正确与否。因此，在第一产程中，医护人员会每隔2小时做一次阴道检查，如果进展不好，即宫口仍不断开大而胎儿先露部分不下降，或者先露下降满意但宫颈不开大，或者两个都没有进展，就表明产程出现问题，医生会根据情况及时处理。临产时，每个产妇都要与医护人员配合，做好这项检查。

检测胎心

胎心反映的是胎儿在宫内的状态，当各种原因引起胎儿缺氧时，很敏感的胎心就会出现变化。正常的胎心率一般为120~160次/分，低于120或高于160次/分都表明胎儿已经有缺氧迹象。

临产时，要了解胎心的情况，医生习惯用胎心听诊器听诊，第一产程一般是1小时听1次，第二产程一般每隔5~10分钟听1次。随着科学技术的发展，胎心监护仪逐步得到普及，目前许多医院都已经开始使用胎心监护仪对分娩过程进行全程监护。

观察羊水

大多数产妇都是在胎膜破裂后羊水流出。羊水的性状、多少与胎心的变化同样重要，也能很好地反映宫内状况的重要因素。

一般来说，羊水呈半透明的乳白色，内含白色的胎脂，还有胎儿的毳毛以及胎儿脱落的鳞状上皮细胞。当羊水中混入少量胎粪时，羊水会变为黄色。但当有比较多的胎粪排至羊水中时，尤其是当羊水量较少的情况下，羊水变为绿色甚至深绿色，质地黏稠。

正常头位分娩的胎儿，在产程中是不应该有胎粪排出的，只有在胎儿缺氧的情况下，胎粪才排出。所以，如果看到羊水变黄、变绿时，就表明胎儿有缺氧的情况存在。羊水颜色越深，羊水量越少，情况就越不好，胎儿若吞入这样的羊水，黏稠的胎粪会通过气管吸入肺中，常常会造成严重的后果。

因此，临产时有破水现象后，除了观察胎心情况，还要密切观察羊水的状况。

宫颈指诊

对于过期妊娠，有经验的医生会通过宫颈指诊来评估子宫颈成熟度（指子宫颈的柔软度和子宫外口的扩张度），从而考虑是否早一点接受催生处理，即利用缩宫素诱发产痛，娩出胎儿。

孕39周 最后的皮脂开始消退

宝宝的成长

从39周开始，胎宝宝皮肤的颜色开始从红色或粉红色变成白色或蓝红色。胎宝宝现在还在继续长肉，以便为出生后的体温调节来进行脂肪储备。体重上来讲，一般情况下男孩比女孩的平均体重略重一些。在这一周，胎宝宝最后的皮脂开始消退。现在，这个小家伙各个器官已经发育得很成熟了，其中肺部是最后一个成熟的器官，在宝宝出生后几个小时内才能建立起正常的呼吸模式。即使宝宝现在出生，也很容易存活。在这一周诞生的宝宝还是很多的。

妈妈的变化

由于胎宝宝位置的下降，孕妈妈腹部的隆起也靠下了。下降的子宫压迫膀胱，尿频会越来越明显。但上腹憋闷的症状会得到显著缓解，胃部的压迫减轻，饭量有所增加。此时，子宫出现收缩现象，当子宫收缩时，把手放在肚子上，会感到肚子发硬。随着分娩临近，孕妈妈羊膜囊可能会破裂，羊水一般是细细流出而不是大量涌出。孕妈妈要在怀孕的最后时期格外地小心谨慎，保证充足的睡眠，调节好心态，做好孕期的最后护理。

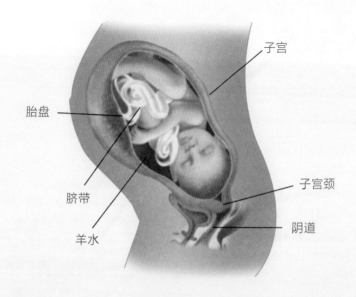

子宫

胎盘

脐带

羊水

子宫颈

阴道

日常保健

缓解分娩痛的放松法

音乐放松

在生产过程中，利用音乐作为吸引注意力的工具将会取得非常好的效果。准备好CD播放机和你平时进行放松训练时常听的曲子，在生产过程中播放，会对你的呼吸起到非常好的调节作用。

想象放松

在分娩中进行积极的想象可以大大加强放松效果。孕妈妈可以想象，当你呼气时，疼痛通过呼出的气息离开你的身体；想象你的子宫柔软而有弹性，这样对顺利分娩很有利。

触摸放松

这种方法需要准爸爸的配合，准爸爸在确定孕妈妈身体正在用力的部位的前提下，用手轻柔地触摸这一紧张区域，使你的注意力集中在那儿。由于信息的反馈是触摸放松成功的关键，因此你们可以互相探讨彼此的感受，这是很重要的。

按摩放松

按摩和触摸都可以让你缓解疼痛，放松身心。随着分娩过程的变化，你需要的按摩方式也将变化。初期你可能需要轻柔的指尖触摸，中晚期，有力的挤压、按摩、负压、冷敷及热敷都会使疼痛的信号在通往大脑的传递途中受到抑制或削弱。

当然，减轻疼痛的方法还有很多，比如进行性松弛、体位的改变等，以上的方法最好在专门的产前训练班接受训练。现在有些医院已经开设这样的训练班。希望孕妈妈通过对分娩技巧的学习，能够更有自信，并最终成功顺利地分娩。

呼吸放松法

根据宫缩的不同阶段做有规律的吸气、呼气动作，可以帮助产妇放松精神，缓解分娩疼痛。孕妈妈可以提前练习。

进入分娩期后阵痛会逐渐加剧，频率也会越来越高。每次阵痛开始和结束时建议使用深呼吸，中间部分在子宫收缩达到高点时则用浅呼吸，以便尽量放松下腹减轻痛楚。当阵痛频繁时，可以做浅表呼吸。

1.深呼吸： 吸气时你会感到肺最下部充满空气，肋廓下部向外和向上扩张，随之而来的是缓慢而深沉地将气呼出。深呼吸会产生一种镇静效果，在子宫收缩开始和结束时做深呼吸是最理想的。

2.浅呼吸： 嘴唇微微开启，肺内吸满空气后，轻轻吹气。只用肺上半部像吹熄小蜡烛，不需太用力。这种浅呼吸约10次之后需做1次深呼吸，之后再做10次，当子宫收缩达到高点时可采用浅呼吸。

3.浅表呼吸： 在阵痛频繁时，最容易和最有用的方法就是进行浅表呼吸，类似于喘气。为了防止换气过度，可在喘息10～15次后屏住呼吸，默数5下。

营养饮食

产前促进乳汁分泌的菜肴

为了确保产后能进行良好的母乳喂养，这里为孕妈妈推荐两道可以在产前促进乳汁分泌的菜肴。

鲫鱼豆腐汤

材料 鲫鱼1条，豆腐150克，料酒、香菜段、姜片、盐、味精、水淀粉、香油、植物油各适量。

做法

1. 将豆腐洗净，切成5毫米厚的薄片，用盐水腌渍5分钟，沥干备用。
2. 鲫鱼去除鳞、鳃和内脏，洗净，抹上料酒，用盐腌渍10分钟。
3. 锅内倒油烧热，爆香姜片，放入鲫鱼，待鱼两面煎黄后加适量水，大火烧开后小火炖25分钟，再投入豆腐片，加盐、味精调味，用水淀粉勾薄芡，放上香菜段，淋香油即可。

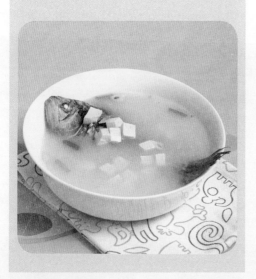

奶油白菜

材料 大白菜250克，鲜牛奶50克，火腿、盐、味精、水淀粉、鲜汤、植物油各适量。

做法

1. 大白菜洗净，切成4厘米长小段；锅置火上，下油烧至五成热，倒入大白菜翻匀后捞出；火腿切成条。
2. 锅复上火，倒入鲜汤、鲜牛奶，加盐、味精烧沸，再倒入大白菜烧3分钟，水淀粉勾芡，撒入火腿条，淋油装盘即可。

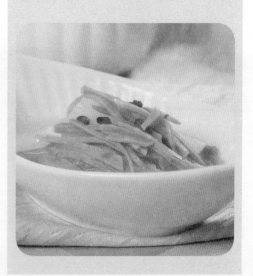

完美胎教

情绪胎教：临产前的情绪调节

越来越临近分娩了，孕妈妈可能会紧张不安，胎宝宝与孕妈妈心连心，如果妈妈出现焦虑不安的情绪，胎宝宝也会出现躁动不安的反应，而孕妈妈保持心情愉快，胎宝宝也会表现出安定。所以要保持一颗平常心对待分娩。此时你表现出来的坚强品格也是对宝宝性格形成的最早期教育。

在孕期的最后一段时间里，孕妈妈可以教一教胎宝宝出生以后该做的事，给胎宝宝讲一讲他所能看到的这个大千世界。告诉胎宝宝，爸爸妈妈在热切地等待他的安全降生，会爱他，保护他，让他健康成长。给胎宝宝信心，同时也增强自身对分娩的信心。

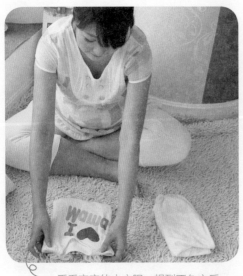

看看宝宝的小衣服，想到不久之后他就可以穿上，心里一定很快乐。

另外，准爸爸此时也一定非常想早日见到自己的骨肉，但是作为丈夫，还是要尽量少表露自己的急切心理，应照顾、陪伴好妻子，分娩前，妻子行动不便，准爸爸要尽力体贴入微。在胎教方面，夫妻两人要共同来完成最后一单元的课程，一定要把胎教坚持到底。此外，丈夫还要每天陪妻子活动、散步，这样可以缓解妻子的疲劳，有利于宫缩。

语言胎教：介绍大家庭的成员

胎宝宝就要出生了，提前和推后的时间在一周之内都属于正常范围。所以孕妈妈可以利用临产前的时间来为宝宝介绍家庭成员，让他提前感受大家庭的温暖。

实施方法

孕妈妈可以一边轻轻抚摸肚子，一边对他说："宝贝，妈妈来给你介绍一下咱们这个大家庭的成员：这是爷爷、奶奶——他们分别是爸爸的爸爸和妈妈。他们很慈祥，一定会很疼你的。这是姥爷、姥姥——他们分别是妈妈的爸爸和妈妈。他们很和蔼，非常关心你。还有和你朝夕相处的爸爸和我。你很幸福，有这么多人爱你，希望你健康快乐地来到我们身边。"孕妈妈还可以根据不同的情况，把每个人介绍得更详细些，可以包括职业、性格、爱好、外表等。

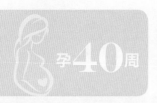

孕40周

要如约
和妈妈见面了

宝宝的成长

大多数胎宝宝都将在这一周诞生，如果提前两周或推迟两周都是正常的。但如果推迟两周后还没有临产的迹象，那就需要采取催产等措施了。孕40周时，胎宝宝的内脏和神经系统可能对母体内外的各种刺激做出反应，这时的胎宝宝能敏锐地感知妈妈的思想，体会到妈妈的心情、情绪及对自己的喜爱。他已经发育成熟，能够很好地脱离母体独立生活。这时，有的胎宝宝除肩部尚有胎毛外，其余的胎毛已全部脱落。其所处的羊水环境也有所变化，原来的羊水是清澈透明的，现在则有些混浊。胎盘的功能也从此逐渐退化，直到胎宝宝降生即完成使命。

妈妈的变化

孕妈妈会出现下腹部轻微胀痛，这种现象常在夜间出现，清晨消失。上腹部症状的减轻，尿频进一步加重，或阴道分泌物中有少量血液，都预示着孕妈妈不久将要临产。见红的现象多发生在产前24~48小时，是即将分娩的可靠征兆。孕妈妈这时会出现有规律且逐渐增强的腹部阵痛，每次阵痛的持续时间在30秒或以上，间歇5~6分钟，这是临产的标志，如果出现这种现象，不要慌张，要立即平躺，然后去医院就诊。

产科专家告诉你

陪产的准爸爸要沉着

陪产时准爸爸要提前做好心理准备，不要慌张，要沉着、耐心，保证与医护人员进行良好的沟通，给孕妈妈更多的鼓励和信心。

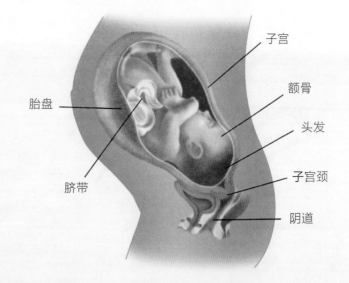

子宫

额骨

头发

子宫颈

阴道

胎盘

脐带

日常保健

分娩时与医生配合

分娩是一个生理过程，孕妈妈不要太过担心，保持思想放松和精神愉快，与接生人员配合好，分娩就能顺利地进行。

帮助分娩的助产手法

1.按摩法： 以两手指轻轻按摩腹壁皮肤，深吸气时将两手按摩至腹中线，呼气时再从腹中线移向两侧。也可按摩腹部最疼的地方。

2.压迫法： 在深吸气的同时，用拳头压迫腰部肌肉、髂前上棘、髂嵴及耻骨联合部位。此方法与按摩法交替使用，可以减轻子宫收缩对大脑的刺激，缓解腹部酸胀感和疼痛感。

3.屏气法： 宫口开全后，当宫缩开始时，在医生指导下，双腿曲起分开，两手抓住把手，像解大便一样用力向下屏气，时间越长越好。待宫缩过后，立即放松，争取时间休息。当胎头即将娩出时，产妇要密切配合接生人员，不要再用力向下屏气，避免造成会阴部的严重撕裂。

分娩时积极配合医生

1.精神放松： 紧张情绪可以直接影响子宫收缩，而且会使食欲减退，引起疲劳、乏力等不良反应，影响分娩进程。

2.注意休息，适当活动： 在产程刚开始的时候，宫缩持续时间短，间歇时间长，可以利用这个时机抓紧时间休息一下，以节省体力。在医生同意的情况下，可以下床适当活动，这样有利于胎头的下降。

3.勤解小便： 胀大的膀胱不仅影响胎宝宝先露部的下降，还会影响宫缩。

4.调整呼吸： 每次宫缩时，均匀地深吸气，做腹式深呼吸动作，吸气要深而慢，呼气时也要慢慢吐出，呼吸的频率以每分钟10~15次为宜，宫缩停止时闭眼休息。（具体方法见P239）

5.正确用力： 胎宝宝娩出前，由于胎头压迫盆底肌肉，产妇有排便的感觉，并会不由自主地向下用力。孕妈妈在这时能正确地用力，增加腹压对分娩至关重要。孕妈妈要注意在宫缩时用力，有时会因为会阴部撕裂的疼痛影响产妇用力，这时孕妈妈要放松精神，接生人员已做好准备，会尽量保护会阴，帮助胎宝宝顺利娩出。

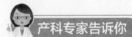

产科专家告诉你

分娩时不能做的事

第一产程： 不能持续地高声喊叫。可以把声音放低一些，否则容易打乱呼吸节奏。

第二产程： 不要让身体向后仰，后仰只会加剧宫缩痛。蜷起身体对克服宫缩痛有一定的效果。可以采用胸膝卧位，趴在床上，胸部和膝盖着地，臀部高高翘起，疼痛就会减轻。

产痛增强后，不要下蹲，也不要坐在椅子上，这种姿势在重力的作用下，会增加排便的感觉。

第三产程： 身体不要向后倾斜，因为身体向后倾斜，容易改变产道的弯曲度，影响胎儿通过。同时注意阵痛没来的时候不要用力，不能无节制地消耗体力，一旦阵痛结束，就要好好放松全身。

营养饮食

分娩前应如何进行食物补充

孕妈妈分娩时要消耗极大的体力。一般整个分娩过程要经历12~18个小时，分娩时子宫每分钟要收缩3~5次。这一过程消耗的能量相当于走完200多级楼梯或跑完1万米所需要的能量，可见分娩过程中体力消耗之大。

第一产程，食物中加面包、汤粥

在第一产程由于不需要产妇用力，所以产妇应尽可能多吃些东西，为第二产程中有足够力气分娩而储备能量。所吃的食物应以碳水化合物含量高的食物为主，因为它们在体内能够快速提供能量，在胃中停留时间比蛋白质和脂肪短，不会在宫缩紧张时引起产妇恶心呕吐等不适。产妇吃的食物应以稀软清淡、易消化的食物为主，如蛋糕、挂面、汤粥等。

第二产程，食物中加藕粉、红糖水、香蕉

多数产妇在第二产程不愿进食，可适当喝点果汁或菜汤，以补充因出汗而流失的水分。由于第二产程需要产妇不断用力，应进食高能量、易消化的食物，如牛奶、糖粥、巧克力等。如果实在无法进食，可通过输入葡萄糖、维生素来补充能量。

如果不及时补充能量，产妇就会体力不足，导致分娩困难，延长分娩时间，甚至出现难产。

适合产妇分娩时食用的食物

分娩时，孕妈妈可以准备一些巧克力。巧克力含有丰富的营养，每100克巧克力含碳水化合物55~66克，脂肪28~30克，蛋白质约15克，还含有矿物质、钙、维生素B_2等。巧克力中的碳水化合物能够迅速被人体吸收利用，增加能量。

 产科专家告诉你

黄芪红枣羊肉汤帮助生产

生产的时候，家人可以熬点汤汁给孕妈妈喝。用羊肉300克，切小块后焯水备用，然后把焯后的羊肉和红枣100克、黄芪15克、当归15克加水一起熬煮1小时左右，滤出汤后加点红糖以备饮用。这味汤可以增强分娩时的体力。

 专家提示

剖宫产术前一天的晚上12点后禁食

有实施剖宫产计划的孕妈妈，在手术前要做一系列检查，了解自己和胎宝宝的健康情况。术前一天，晚餐要清淡，晚上12点以后就不要吃东西了，以保证肠道清洁，预防术中感染。术前8小时不要喝水，以免麻醉后呕吐，引起误吸。

掌握临产征兆

分泌物增多

临近分娩，孕妈妈的分泌物逐渐增多，子宫颈变得非常软，这是在为胎宝宝能够顺利通过产道在做准备。

胎宝宝好像要掉下来

大部分孕妈妈在分娩前3个星期，会出现胎宝宝要掉下来的感觉，这是因为胎宝宝先露部下降进入骨盆入口的缘故。

胎动减少

临产前，由于胎宝宝的头部已经下降到了骨盆里，胎位已经固定，随时准备降生，所以孕妈妈就会觉得他安静了许多。这属于正常现象，孕妈妈不必担心。

腰酸腹胀

为分娩做准备，子宫会频繁地收缩，这是一种不规则的宫缩。孕妈妈常常会因此感到腰酸和腹胀，也有人会觉得肚子发硬。

见红

在分娩前24~48个小时内，因宫颈内口扩张导致附近的胎膜与该处的子宫壁分离，导致毛细血管破裂经阴道排出少量血液，血液与宫颈管内的黏液相混排出，俗称见红，是分娩即将开始的比较可靠的特征。

破水

胎膜是环绕在胎宝宝周围的充满液体的囊袋。由于胎宝宝位置下降，先露部把胎膜顶破，羊水流出，孕妈妈会突然感到有水自阴道流出。在分娩期间的任何时候囊膜都有可能破裂，但是因为胎宝宝的头部已经进入骨盆，阻碍了羊水的涌出，所以孕妈妈看见的一般是羊水一滴滴地流出来。一旦发生这种情况，孕妈妈就要做好入院准备，因为这说明在24小时内就会临产。

出现阵痛

临近分娩，子宫会开始收缩，把胎宝宝往产道方向挤压，这样孕妈妈就会感觉到阵痛。如果孕妈妈感觉到宫缩，先不要慌忙入院，可以先监测一下宫缩的间隔时间。如果没有规律或是有规律但间隔很长，那么离分娩还有一段时间，可以在家休息。等阵痛达到至少10分钟一次的时候再入院待产。在家休息时不用一直卧床，可以下床适当走动。只是不要做剧烈运动及使用腹肌的运动就不会有什么问题。

专家提示

出现临产征兆后该如何应对？

如果你出现了以上的临产征兆，不必慌张，因为一般初产妇大多数从最初感觉到临产征兆至真正分娩往往还有1~2周时间，你可以从容地准备去医院进行待产。

当然，这并不意味着你不用即时去医院。有些准妈妈因为怕医生说来得太早了，还得回家观察等待，所以一直坚持到无法忍耐的时候。这样是不对的，其实即便是去早了，也没什么可难为情的呀，而且还可以让医生检查一下，这样你就可以更加放心了，更何况还有分娩比预想来得早的可能性。

因此，只要你觉得有些担心，就可以马上去医院。